一般社団法人日本高次脳機能障害学会
教育・研修委員会 編

超皮質性失語
Transcortical Aphasia

株式会社 新興医学出版社

Transcortical Aphasia

Committee on education and training
Japan Society for Higher Brain Dysfunction

© First edition, 2016 published by
SHINKOH IGAKU SHUPPAN CO., LTD TOKYO.
Printed & bound in Japan

● 企画・編集

一般社団法人日本高次脳機能障害学会　教育・研修委員会

● 執筆者一覧（執筆順，＊：編集代表）

＊ 小嶋　知幸	武蔵野大学大学院人間社会研究科 市川高次脳機能障害相談室	
故 大東　祥孝	（元）京都大学名誉教授，周行会湖南病院顧問	
能登谷晶子	金沢大学医薬保健研究域保健学系	
原田　浩美	国際医療福祉大学保健医療学部・ 成田保健医療学部開設基準委員会	
中村　　光	岡山県立大学保健福祉学部保健福祉学科	
小森憲治郎	財団新居浜病院臨床心理科	
浦野　雅世	横浜市立脳卒中・神経脊椎センターリハビリテーション部	
種村　　純	川崎医療福祉大学医療技術学部感覚矯正学科	
宮﨑　泰広	川崎医療福祉大学医療技術学部感覚矯正学科	
中川　良尚	江戸川病院リハビリテーション科	
大槻　美佳	北海道大学大学院保健科学研究院	
田中　春美	関西電力病院リハビリテーション科	
＊ 松田　　実	東北大学大学院医学系研究科高次機能障害学分野	
船山　道隆	足利赤十字病院精神神経科	
古本　英晴	国立病院機構千葉医療センター神経内科	
鈴木　則夫	滋賀県立成人病センター老年内科 滋賀県立中央子ども家庭相談センター	

はじめに

東北大学大学院医学系研究科高次機能障害学分野　松田　実

　本書は2013年11月に松江で開催された日本高次脳機能障害学会のサテライトセミナー「超皮質性失語」において行われた7つの講演を核として，講演ではあまり触れられなかった超皮質性失語に関わる他のいくつかのテーマを追加して編纂されたものである．伝導失語，注意と意欲の神経機構，に続く第3のサテライトセミナー特集である．

　もともと，本シリーズの出版は高次脳機能障害学会の教育・研修委員会の委員長であった大東祥孝先生が企画されたものである．ご存知のことだと思うが，大東先生は2014年10月22日に亡くなられた．まだまだ教えていただきたいこと，指導していただきたいこと，がいっぱいあるのにという思いが多くの人にあるなかで，惜しまれ早すぎる別れであった．ただ，ほとんど死の直前まで臨床の場に立ち続けておられた経緯をきくと，先生の精神医学や神経心理学の臨床にかける思いの大きさをあらためて実感させられる．

　大東先生のサテライトセミナーや本シリーズに対する熱意は大変なものであった．本学会の企画する主な研修会には，高次脳機能障害学会の次の日に行われるサテライトセミナー以外に，毎年夏季に3日間にわたって行われる少し若手を対象にした研修会があるが，どちらの教育研修についてもいつも高い熱意をもって取り組まれていた．ご自身の研究や執筆もお忙しいはずであったが，教育研修に決して時間を惜しまれなかった．

　私の記憶が確かならば，大阪でのある小規模な研究会終了後にお誘いを受け，焼き鳥屋で随分と話し込むことになった．その時，「先生にもぜひ力を貸してほしい」と言われ，具体的には夏の教育研修会やサテライトセミナーでの講演の依頼を受け，講師の選任についても相談を受けた．学会員の教育研修やレベルアップについて熱く語られるそのお姿から，大東先生が研究だけではなく，教育にも情熱を傾けておられることに強い感銘を受け，感動したことを昨日のように思いだす．

お願いされたセミナーのテーマが超皮質性失語であり，すでにその時から伝導失語に続いてぜひ書籍化したいという意向をお持ちであった。「私が歴史を簡単に総括するから，先生は超皮質性失語の全体的な現状を，先生の視点で語ってほしい」と言われ，やや荷が重いとは思いつつも喜んでお引き受けした次第である。

実際のセミナーの際には，大東先生はすでに体調を崩され，残念ながら参加されなかったのだが，電話で何度もやり取りがありセミナーのことを心配されていたことを学会事務局の中川さんからきかされていた。大東先生が講演される予定であった「超皮質性失語の歴史」については，大東先生の用意されたパワーポイントを用いて，大東先生の意図をできるだけ汲みながら小嶋氏が自身の視点も加えて講演された。

大東先生の傾けられた情熱を少しでも受け継ぎ，さらに次の世代に繋いでいくのは残されたものの役割であろう。教育・研修委員会で大東先生の遺志通りに本書を発行することが決まり，編集者に小嶋氏と私が指名された。そして，ようやく完成した。亡くなられた大東先生に合格点を与えていただけるかどうかは，はなはだ心もとないが，それぞれの筆者がそれぞれの立場で，最高のパフォーマンスを発揮したと信じている。

もし瑕疵があったとすれば編集者の一人に指名されながら執筆をもっとも遅らせてしまった私の責任がもっとも重い。大変な苦労をおかけした新興医学出版社の岡崎真子氏にもこの場を借りてお詫びと御礼を申し上げたい。

著者全員の声が天国におられる大東先生に届くことを祈りつつ。

＜最初に言っておきたいこと＞
もう一点，巻頭言で是非語っておきたいことがある。
それは，失語に限らず神経心理学の分野では，簡単なことでも，いや簡単にみえることほど奥が深く一筋縄ではいかないということである。簡単そうにみえることでも人によって意見が違うのである。したがって，本に書いてあるからと言って，あるいは論文になっているからと言って，それが正しいとは限らないと思ったほうがよい。誤解を恐れずに言うと，実は真実などないのである。
認知心理学で流行のモデルなど何とでも作れるので，人によって異なるモデ

ルができて当然である．例えば，読みのモデルではトライアングルモデルと二重経路モデルの対立があるが，どちらが正しいかといった議論は，おそらく永久に結論はでないであろう．どちらのモデルが現実の症状を説明しやすいか，我々が考えやすいかだけであって，実はどちらも真実ではないかもしれないし，どちらも真実かもしれないのである．

　本特集の中でも伝導失語の中でももっとも関連する言語の機能は復唱であろうが，復唱の経路はWernickeの「島」説やGeschwindによる「弓状束」説，すなわち伝導路説が正しいのか，縁上回を中心とする皮質が重要な役割を果たし弓状束など関係ないのか，それこそ神経インパルスを視覚化できればすぐにでも簡単に結論がでそうなことさえ，いまだに結論はでておらず論争が続けられているのである．実際に人がある言葉を復唱する際に，脳の中で神経インパルスがどこからどこに伝わっていくかは，これだけ画像技術が進歩してもまだわからないということである．

　かなり確実にわかっているのは復唱障害がでるのはどこに病巣をもつ人が多いかということだけである．機能的MRIで実際の脳活動がわかるかのような誤解もあるが，これとて多くの刺激に対する反応の際の賦活について，統計的処理を経て出されたものであり，賦活された部位が真にその機能を担当しているのかどうかは，いつも議論があるところである．

　本特集の「超皮質性失語」は諸家によってもっとも考え方が異なるテーマであるかもしれない．それぞれの論文を詳しく読んでいただければすぐにわかることであるが，同じテーマや同じ問題を扱っていても著者によって考え方がまったく異なる場合が多い．例えば，小森氏と船山氏とは語義失語や意味記憶障害についての考え方が根本的に異なるし，編集企画を担当した小嶋氏と筆者との間でも，超皮質性失語や意味記憶障害に対する基本的な考え方が大きく異なる．細かい点を挙げれば，各項目でそれぞれの著者で記載に一致しないところは非常に多いことに気づかれるであろう．これを無理に一致させることは不可能であり，編集者の権限で変更を要求するようなことはまったくしなかった．それぞれの考え方に学ぶ点があるということである．用語や訳語についても不統一な点が少なくない．神経学用語集（日本神経学会用語委員会編，文光堂）にあるようなものはなるべく統一を心がけたが，残念ながらこの領域には神経

学用語集にもあまり取りあげられていない．そして，用語や訳語の表現にそれぞれの著者の微妙な思いが表れていると考え，これも無理には統一はしなかった．

　したがって初学者の人たちにあらかじめ断っておかねばならないのは，本書をテストの正解が記載されているような当たり障りのない教科書とは考えないでいただきたいということである．しかし，各論文とも豊富な経験だけでなく立派な業績と見識とをもった現在の日本の失語症研究の第一人者たちが担当し，渾身の力を注いだものが多いので，立派な「教科書」ともいえる．どうか，まずはそれぞれの著者の意見に虚心に耳を傾けていただきたい．そして，いろいろな考え方を学んでいただきたい．そして，その上でそれぞれの著者の意見をそのまま鵜呑みにするのではなく，自身の頭で考え問題点があればそれを整理し，問題意識をもって実際の臨床にあたっていただきたい．そうすると今までぼんやりとやり過ごしていた臨床的事実が突然に輝きをもって自身に迫ってくることもあるかもしれない．今までにないアイデアも浮かんでくるかもしれない．是非それを言語化して，発表していただきたいと思うのである．

　私が常に初学者を対象にした講演の際に言う言葉は『偉い先生（筆者のことではないので念のため）が言うことや書いたものは学ぶべきところが多いので，その主張をしっかり理解しておく価値は十分にある．しかし，それをそのまま鵜呑みにはせず疑ってかかれ．「本当の教科書は患者さん」である』といった内容であるが，それを本書の巻頭言の最後に示しておきたいと思う次第である．

目　次

- ■ はじめに .... 松田　実　v

第Ⅰ章　序章
　超皮質性失語 ―歴史と今日的意義 .... 小嶋　知幸, 故大東　祥孝　3

第Ⅱ章　超皮質性失語の臨床型
1. 超皮質性運動失語 .... 能登谷晶子, 原田　浩美　21
2. 超皮質性感覚失語 .... 中村　光　35
3. 語義失語 .... 小森憲治郎　49
4. 混合型超皮質性失語 .... 浦野　雅世　73

第Ⅲ章　超皮質性失語の評価と訓練
1. 超皮質性失語の評価 .... 種村　純, 宮﨑　泰広　85
2. 超皮質性失語の訓練・回復 .... 中川　良尚　107

第Ⅳ章　トピックス
1. Broca領域失語と前頭葉性超皮質性感覚失語 .... 大槻　美佳　123
2. word meaning deafness .... 田中　春美, 松田　実　151
3. 「意味」の意味 ―貯蔵とアクセスの問題 ...... 船山　道隆, 小嶋　知幸　171
4. 自動言語，特に反響言語・補完現象の基底
　　―意味と形式― .... 古本　英晴　185
5. 力動性失語 .... 鈴木　則夫　205

第Ⅴ章　終章
　超皮質性失語の病態機序や神経基盤をめぐって .... 松田　実　219

- ■ 一世一代の代演 ―あとがきに代えて .... 小嶋　知幸　253

- ■ 索引 256

第Ⅰ章
序章

● 超皮質性失語 ―歴史と今日的意義

第Ⅰ章 序章

超皮質性失語──歴史と今日的意義

武蔵野大学大学院人間社会研究科,市川高次脳機能障害相談室　小嶋　知幸
（元）京都大学名誉教授,周行会湖南病院顧問　故　大東　祥孝

> **臨床に役立つ　ワンポイント・アドバイス**
> One-point Advice
>
> 　超皮質性失語の症候概念は，Wernicke（1874）が発表した，2つの中枢（ことばの聴覚イメージの中枢と構音運動イメージの中枢）からなる図式（精神反射弓）に対して，Lichtheim（1885）が概念中枢の必要性を指摘し，それを加える形で図式を改変したことに端を発する．
> 　そしてLichtheim（1885）は，言語中枢と概念中枢との離断で想定される症候群を仮定し，かつ，実際にその仮説の検証となる症例を報告した．
> 　概念中枢は脳の特定の部位（大脳皮質）に局在させることはできないという考えにもとづき，その症候群の呼称については，Wernicke（1885-1886）によって「transcorticale」の形容が提唱された．したがって「trans」の部分には「皮質横断的」というような意味が込められていたと考えるべきで，「超」という邦訳には再考の余地があるかもしれない．
> 　さて，その症候学的特徴として「復唱が良好」という点がいささか強調され過ぎた感のある超皮質性失語であるが，その成立の背景を考えるとき，我々は超皮質性失語という現象から，単なる復唱の良否といった二分論を超えて，言語と思考（知性），言語と意欲（発動性）といった，言語の道具性と精神との関係について，今日改めて思いを馳せるべきではないだろうか．

はじめに

　失語症を学ぼうとする者にとって，諸家による失語分類および各失語タイプの症候を覚えることは避けて通れない

1つの峠とも言えるが，失語タイプ名の中に「超皮質性」という形容を冠した一群をはじめて目にしたとき，どのような印象を受けるだろうか．筆者の場合，Broca失語やWernicke失語のような，人名を冠した，ある意味何ら先入観を誘発しない名称に比し，「超皮質性」という形容からは，どうしても「超越」とか「ウルトラ」といったことばが連想され，脳を越えた「未知なる領域」といった茫漠とした印象を受けたことが思い出される．

本項では，その名称の由来も含め，いわゆる「超皮質性」失語成立の歴史的背景と，その症候に対する諸家の議論，そして超皮質性失語という現象から今日の失語学は何を学びとるべきなのか，という点について考えてみたい．

> **KeyWord**
> ＊骨相学
> （phrenology）
> 脳には人間のさまざまな能力や人格などをつかさどる場所が別々に存在し，さらに，脳のそれぞれの部位は，そこがつかさどる能力の発達に応じてサイズが異なるとする考え．ドイツ人医師Gallによって提唱された．「骨相学」の名称は，助手のSpurzheim（1776-1832）によって広められた．その考え方は，後の大脳局在論につながるという側面を持つ一方で，頭の形からその人の性格や素質を知ることができるといった，エセ科学的性質を帯びていたことも否定できない．

> **KeyWord**
> ＊大脳局在論
> （Theory of localization of cerebral function）
> 人間のさまざまな精神機能（言語・認知・行為など）は，それぞれある程度の独立性をもって脳の別々の部位で営まれているという考え．現在の脳科学は基本的にこの考え方に立脚している．

Ⅰ．超皮質性失語成立の歴史的背景 ―2人のaphasiologist

① Carl Wernicke（1848-1905）（図1）

Franz Josef Gall（1764-1828）の骨相学を嚆矢として，そしてPierre Paul Broca（1824-1880）によって打ち立てられた大脳局在論の考え方は，1870年代以降の19世紀には，その主な舞台をフランスからドイツに移して重要な局面を迎えることになる．普仏戦争（独仏戦争，1870-1871）に勝利した当時のドイツは，多くの分野においてヨーロッパにおけるリーダー的役割を担っていた．そのような状況下，ドイツの精神神経学者であるWernicke（1874）[1]が26歳の時に，「失語症候群（Der Aphasische Symptomencomplex）」という本を著し，これによって失語学における古典論の基盤が確立されることになる（図2）．

図3は，この本の中に掲載されているWernickeによる言語モデルである．言語のしくみを説明するための図式で

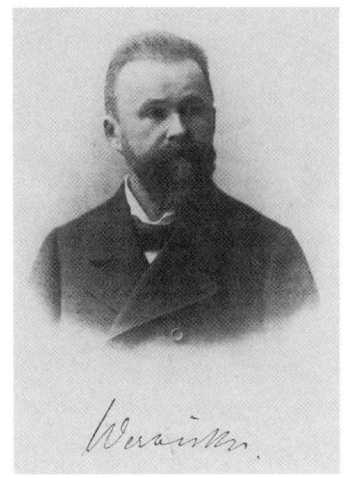

【図1】Carl Wernicke（1848-1905）

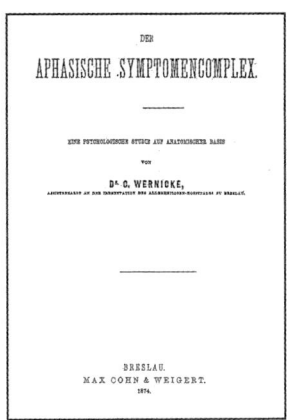

【図2】Der Aphasische Symptomencomplex
C. Wernicke（1874）

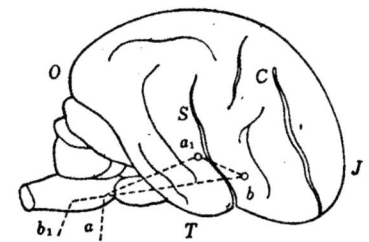

【図3】言語反射弓（psychischen Bogen）
Wernicke（1874）より

あるにもかかわらず，大脳の右半球が描かれていることが不思議といえば不思議だが，今となってはその真意は不明である．意外に，Wernicke自身，そういうことをあまり気にしない性格であったのかもしれない．

この図式にはpsychischen Bogenというタイトルが付されており，「精神反射弓」あるいは「言語反射弓」などと邦訳されている．aは延髄における聴神経の入り口，a1は側

図4
これによってことばの獲得が可能となる。また，Wernickeは，言語と思考は独立であると考えていた。

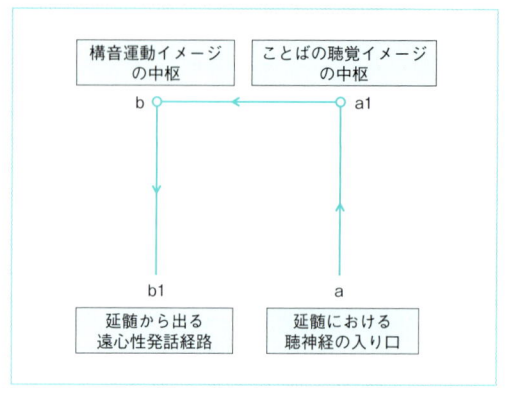

【図4】言語反射弓のシェーマ

頭葉後部皮質におけることばの聴覚的イメージの中枢，bは前頭葉における構音運動イメージの中枢，b1は延髄から出る遠心性発話経路を，それぞれ表している。そして反射弓における情報の流れは，a→a1→b→b1となる。反射弓の主たる役割は，ことばの聴覚的イメージと，構音運動イメージをつなぐことによって，人間がことばの獲得を可能にすることであり，大人においては，この弓は復唱（人の言ったことばをそのまま真似して言う）に関与する。

「私達は通常，話す時には，無意識のうちにことばの音のイメージが，なかば幻聴のように関与し，常に自分の構音運動イメージをチェックし矯正する働きをする」というのが，Wernicke（1874）の考え方の根幹である。このことが，感覚性の失語症であっても，話す側面に問題が生じるということの根拠となる。図4は，参考までに筆者が図3をシェーマ化したものである。

❷ Ludwig Lichtheim（1845-1928）（図5）
1）「Lichtheimの家」

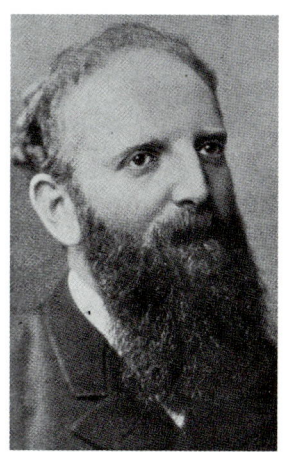
【図5】Ludwig Lichtheim（1845-1928）

　スイスのベルン大学の内科教授であったLichtheimは，1885年に，長いキャリアの中でたった1本，「失語症について（Über Aphasie）」というドイツ語の論文を執筆したが，そのインパクトは強烈だったといわれ，同じ年に，少し短く改訂した形で英訳され，当時創刊されたばかりのイギリスの雑誌brainに英語で掲載された[2]。彼は，基本的にWernickeの考え方を踏襲しながら，Wernickeの図式に概念中枢を追加する形で，発展的に改訂した（図6）。このモデルは，その形から，「Lichtheimの家（後にWernicke-Lichtheimの家とも呼ばれる）」という愛称で知られていることは周知のとおりである。

　この時のLichtheim（1885）の発想を要約すると，
①言語機能に概念（知性）が関与すると過程することによって，はじめて説明可能な失語型が存在する。
②それを導出するためには，感覚言語中枢，運動言語中枢のみでは不十分で，これに概念中枢を導入しなければならない。

図6
Lichtheim は Wernicke の失語図式に概念中枢 B を加えた。概念中枢 B と，2 つの言語中枢 M・A との離断によって，説明可能になる失語症があることを予見し，また，実際の症例を報告した。

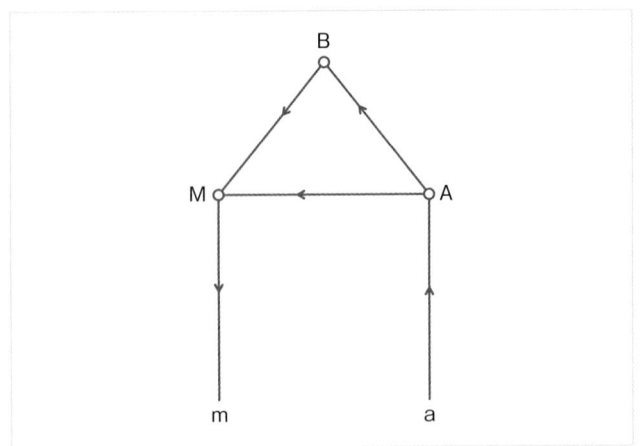

【図6】Lichtheim（1885）の失語図式（通称「Lichtheim の家」）

　③概念中枢はしかし，特定の解剖学的部位に局在させることは不可能であり，感覚領域の総体である。

ということになる。

　論文では，その図式にもとづき，障害部位に応じた 7 タイプの失語型が推定され，それぞれに命名がなされている。引用されることの多い英語版論文で用いられている名称は，オリジナルのドイツ語版に記載されている名称の忠実な英訳ではない点，注意が必要である。

2）概念中枢と，2 つの言語中枢の離断

　a. 内交連性失語（英語版：inner commissural aphasia，ドイツ語版：zentrale Leigungsaphasie）

　Lichtheim（1885）は，7 タイプの失語症について論じる中で，4 番目に，B と M の離断によって運動失語のバリエーションが生じるとし，内交連性失語（中枢性伝導性失語）と命名した。自身の言語モデルから，障害される機能として (a) 自発話，(b) 自発書字，保たれる機能として (c) 話

しことばの理解，(d) 書きことばの理解，(e) 写字（文字を書き移すこと）を想定し，ここまでは運動性失語（Broca失語）と一致しており，相違点は (f) 復唱，(g) 書き取り，(h) 音読が保たれている点であると述べている．

そして，この特徴をみごとに体現しているとして，自らのケース（CK）を呈示した．Lichtheim（1885）の記載を要約・抜粋すると，このケースは医師で，交通事故により右半身と頭部を損傷し，3時間意識消失の状態であったという．第1日目には"はい"または"いいえ"しか言わなかったが，徐々にことばを取り戻していった．自発的なことばが限られていた時期から，復唱・音読は完全で理解を伴っており，妻の報告では，新聞も流暢に読むことができたとある．そして後半部分には，話しことばも書きことばも理解は完全で，書き取りも流暢かつ誤りがなかったと記載されている．そして，1ヵ月後には大きく改善し，発話は流暢でほとんどためらいもみられなかった，と結んでいる．Wernicke（1885-1886）[3]は，この内交連性失語を，超皮質性運動失語（transcorticale motorische Aphasie）と称することを提案した．

失語学史において，超皮質性失語の嚆矢となったのは外傷例であり，しかも1ヵ月後には劇的に回復したケースであったということ，言い換えると通過症候群ともいうべき臨床像であったことは心に留めておきたい．

b. 内交連性語聾（英語版：inner commissural word-deafness，ドイツ語版：zentrale Leitungssprachtaubheit）

さらにLichtheim（1885）は，6番目に，AとBの離断によって以下のような症候群が生じるとし，内交連性語聾（中枢性伝導性語聾）と命名した．障害される機能として (a) 話しことばの理解，(b) 書きことばの理解を挙げ，(c) 自発話は保たれるが錯語を認め，ここまではWernicke

KeyWord
＊**通過症候群**
(独Durchgangssyndrom)
脳の器質的疾患後に出現する種々の精神症状の総称．固定化した後遺症ではなく，病初期において一過性かつ可逆性に通過する状態像．多くは自然経過の中で軽快していく．

(1874)の記載した感覚性失語の特徴と一致するとしている。そして，特徴として，(d) 自発書字における錯書，(e) 復唱，(f) 音読，(g) 書き取り，が保たれるとしている。また，モデルから考えて，復唱・音読・書き取りは，まったく理解を伴わないはずであるとも述べている。そして，その臨床像に該当する1ケースを記載した。

　患者Schwarzは，1884年5月19日に，Lichtheimが勤務するインゼル病院に入院してきた。16日の夜から不穏になり，翌朝から意味不明のことを口走るようになり，妻の目からみても明らかに異常であった。入院時の第一印象では，精神疾患患者のようであり，1つのことを繰り返し語っていた。しかし，その行動から，頭がおかしいのではないことはすぐに見て取ることができた。話しことばの理解の障害は明らかであり，"舌を出して""目を閉じて"といったごく簡単な指示に対しても"何をしてほしいのかわかりません"と答えた。発話については，語彙は豊富であり，ことばを間違えることもあったが，そう多くはなかった。一方，呼称は非常に困難であり，「ワイン」に対して"これは強い"，「水」に対して"これは弱い"などと，説明した。一方復唱はすべて正しかったが，復唱できても意味は理解していなかった。書かれた文字を理解することも困難である一方，音読や綴りを読み上げることは可能であった。書字は発話以上に障害されていた。

　以後，最後の診察となる7月の25日までに，全体的に大幅に改善を示した。理解障害も改善し，発話は錯語がほとんどみられなくなり，喚語困難が中心となった。

　この失語タイプがWernicke (1885-1886) によって超皮質性感覚失語 (transcorticale sensorische Aphasie) と称されるようになった。

　ここに描写されている患者Schwarzの臨床経過も，前項

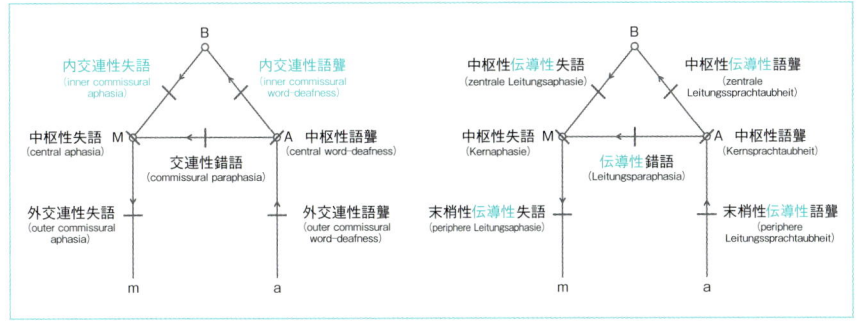

【図7】 Lichtheim (1885) の失語図式による7種の失語タイプ
左が英語版, 右がオリジナル (ドイツ語版) による

の内交連性失語のケースCK同様, 通過症候群的である。この時期を経て, 長期的にはどのような臨床像が形成されたのかが, もっとも知りたいところである。

③ 「内交連性」と「超皮質性」

図7からもわかるように, Lichtheim (1885) は, 失語症を考える際に, 概念中枢と2つの言語皮質中枢を核として, それらの相互連絡ということを非常に重視していた。ドイツ語版では, 7タイプの失語症のうち, 2つを除いてすべてに「leitungs (伝導性)」という語が付された複合語になっているのはそのためである。英語版における「commissural (交連)」という形容詞も同様の意味である。ちなみにcommissural のかわりにconductionという用語が使われる場合もある。今日では, 「伝導」という形容は, いわゆる「伝導失語 (conduction aphasia)」にその名残を留めるのみであるが, 失語学の古典の時代に遡れば, 7タイプの失語症のうち5タイプは「伝導」という概念で説明されていた, ということは押さえておくべきであろう。

さて, こうしてLichtheimの失語図式は確立したが, 残

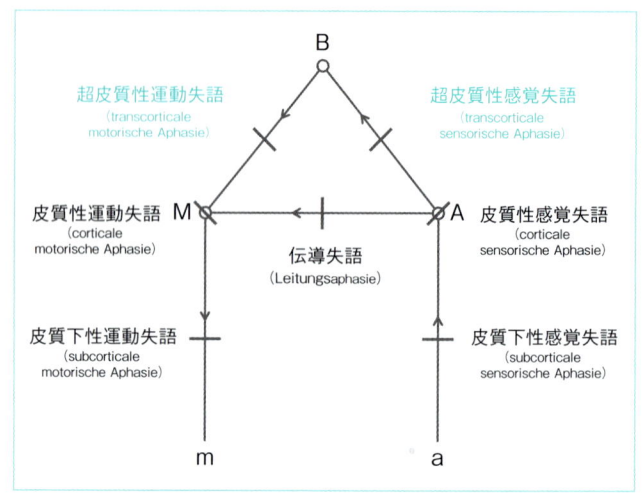

【図8】Wernicke-Lichtheim の失語図式と
今日広く知られている失語症古典分類

念ながらその用語は定着しなかった。その後 Wernicke がこのモデルを引き継ぐ形で，しかし用語はすべて変えてしまったのである。それが今日広く知られている古典分類である（図8）。

　Lichtheim（1885）は，言語皮質中枢ではなく，皮質中枢間の連合線維（交連線維）の離断によって生じる失語，という意味で内交連性失語/語聾（inner commissural aphasia / word-deafness）と称したのだったが，Wernicke（1886）がその用語を改変する際，「皮質間を横断して」という意味合いをこめて「trans」という接頭辞を導入し，今に伝わる超皮質性失語が生まれたのである。

　用語にこめられたそのような歴史的背景に思いを致すとき，「trans」を「超」と邦訳してしまったことの是非については議論の余地なしとしないが，ここではこれ以上立ち入らないことにする。

そのことはさておき，今日「Wernicke-Lichtheimの失語図式」として知られる図8は，その成立の経緯からして，「Lichtheimの失語図式」と称されるべきであり，控えめに言っても「Lichtheim-Wernickeの失語図式」なのである．

Ⅱ．超皮質性失語への反響

名称の是非はともかく，LichtheimとWernickeによって確立された超皮質性失語の概念に対しては，少なからぬ反論が巻き起こった．その論点の中心は，他の言語モダリティとの対比において，復唱が良好であるという現象をどう説明するか，ということである．LichtheimとWernickeは，復唱が良好であるメカニズムを，概念中枢（B）と，聴覚言語中枢（A）および運動言語中枢（M）との離断，言い換えると，AとM自体およびAとMを連絡する経路は保たれている，という理論で説明したのであった．しかし，このような，脳の働きを「○○中枢」という機能単位に切り分け，さらにそれらの中枢間の連絡の離断で障害を説明しようとする考え方に対して，脳は部品の集合体ではなく，全体として機能するものであるという全体論の立場から強い批判を浴びることになった．

❶ Freud

後に精神分析学の泰斗として知られるようになるSigmund Freud（1856-1939）は，1891年に表した「失語症の理解に向けて（Zur Auffassung der Aphasien）」[4]の中で，ほぼ1章を割いてLichtheim-Wernickeの連合主義的図式に基づく超皮質性失語の理論を批判している．脳の仕組みに対するFreudの立場は全体論と呼ばれるものであり，イギリスの神経科医John Hughlings Jackson（1835-

> **KeyWord**
> *神経進化論
>
> 中枢神経の成り立ちを進化論的に捉える理論。イギリスの神経学者Jacksonが展開した。神経機構は個体発生的にも系統発生的にも，①十分に組織化された低次の中枢から，ほとんど組織化されていない高次の中枢へ，②単純な機構から複雑な機構へ，③もっとも自動化された機構からもっとも意図的・意識的な機構へ，という過程をたどって進化する，というもの。

1911) の神経進化論に深く根付くものであった。その考え方のもっとも本質的な部分は，連合主義的失語論における「言語中枢」あるいは「概念中枢」などの，「中枢」という考え方の否定である。ここでいう「中枢」は，遡るとFreudが20代の時に一時師事していたTheodor von Meynert (1833-1892) に至る考え方で，語にせよ概念にせよ，1つひとつが辞書の見出しのように脳の特定の部位に記憶（貯蔵）されているとするもので，その貯蔵庫を「中枢」と称したのである。しかし，Freudは記憶というものをそのような脳の特定の部位への貯蔵とは考えず，語も概念も，過去の体験にもとづいて脳内で構築されたネットワーク（連合）の賦活のパターンとして表現されると主張し，脳の特定の機能を脳の特定の「中枢」に求める考え方を徹底して批判した。

さらに，感覚言語中枢 (A) と運動言語中枢 (M) の離断によって，復唱が困難となる伝導失語を生じるとするLichtheim-Wernickeの説明に対しては，仮に (A) - (M) 間が離断されたとしても (A) - (B) - (M) という経路を使えば復唱は可能になるはずであると述べ，その点からも，この図式自体あるいは概念中枢の措定に対して疑問を呈した。少なくともこの点に関しては，理にかなった指摘といえる。

❷ Goldstein

神経学および精神医学を専門とするドイツ生まれのユダヤ人医師Kurt Goldstein (1878-1965) も反局在論者の1人である。最初はWernickeのもとで失語症を学び，超皮質性失語についてもLichtheimやWernickeと同様の立場で論じていたが，やがて連合主義と袂を分かち，ヴュルツブルグ学派の心理学およびゲシュタルト理論の影響のもと全

体論的失語学（organismic aphasiology）を構築した。部分的にはLichtheimの提唱した概念中枢を認めていたが、1948年の著書[5]では、超皮質性失語について「非言語性精神過程（著者註：知性と考えてもそう間違いではないと思われる）」の障害に帰着する病態として記載した。別の言い方をすると、「道具としての言語（言語的道具性）」が保たれているにもかかわらず、それを使用したり、ことばの意味を理解したりすることのできない状態ということである。そして、非言語性精神活動と言語的道具性との関連がさまざまに障害されることによって、運動性、感覚性、混合性の3型が区別されると記載している。その中でも、混合性における理解も発話意図も伴わなくなった復唱、すなわち反響言語（echolalia）は、非言語性精神過程から言語領野が孤立した状態（"isolation" of speech area）と考えた。

❸ Geschwind

全体論者達によって強い批判にさらされたLichtheim-Wernickeによる連合主義的あるいは古典的失語論は、第2次世界大戦後、アメリカで再び注目を集めるようになり、新連合主義（新古典主義）と称されるようになった。その流れの中心的な役割を担ったのがボストンの神経学者Norman Geschwind（1926-1984）である。

Geschwind（1964）[6]は、全体論的立場をとりつつも部分的に連合主義的見解にも与したGoldsteinを評して「逆説的な立ち位置（paradoxical position）」と表現したが、1968年の論文[7]では、言語領野が保たれ、かつ他の脳の部位および機能から切断されるような状況は、病巣的にもあり得ると論じた。そして、強い理解および表出の障害を伴いつつも反響言語的復唱の保存された症例を報告した。

図9

Bensonは, perisylvian language area（内側の網掛け）が保たれ, extrasylvian language area（外側の網掛け）が損傷されることにより, 復唱の良好な超皮質性失語が生じると考えた。Lichtheim-Wernickeの考えた復唱の経路（a→A→M→m）ともよく符合する。

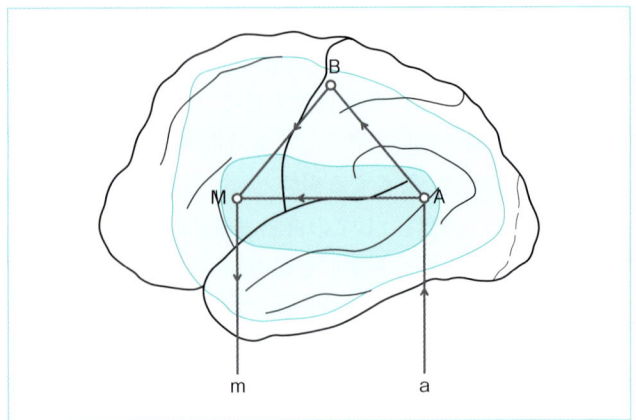

【図9】Benson（1979）の2種類の言語野（網掛け部分）と, Lichtheim-Wernicke（1885）の失語図式の重ね合わせ

④ Benson

最後に, GeschwindやHarold Goodglass（1920-2002）ら, ボストン学派の流れをくむFrank Benson（1928-1996）は, 自身の失語分類（1979）において, Perisylvian Aphasic Syndromes（傍シルヴィウス裂領域失語症候群）と, そこを取り巻くように位置するExtrasylvian Aphasic Syndromes（外シルヴィウス裂領域失語症候群）とを区別し[注], 後者の病巣で, 超皮質性の運動・感覚・混合型失語が生じるとし, いずれも復唱が正常あるいは正常に近く保たれることが特徴であると述べている（図9）。

※注：本書ではPerisylvian Aphasic Syndromesの訳語を「傍シルヴィウス裂領域失語症候群」, Extrasylvian Aphasic Syndromesの訳語を「外シルヴィウス裂領域失語症候群」で統一した。

Ⅲ. 超皮質性失語の今日的意義

Lichtheimが超皮質性失語を予見したのは, 道具としての言語には, それを駆動するideation（概念・思考・知性）が必要であると気づいたことに端を発する。そこに立ち戻って考えるとき, 超皮質性失語を「単に復唱が良好である

失語」と捉えるだけでは本質を見逃すことにはならないだろうか．

　また，超皮質性失語の臨床像の中核である，「良好な音韻的側面と障害された語彙的／意味的側面」という特徴は，言語には形式と内容という2つの契機が内在することを，改めて我々に気づかせてくれる．また，Goldsteinの「非言語性精神過程」と「道具としての言語」という枠組みに依拠すると，古典分類において「皮質性」および「皮質下性」の名を冠された失語症候群（その中にはBroca失語やWernicke失語が含まれる）は，言語の道具的側面の障害であり，「超皮質性」の名を冠された失語症候群は，非言語性精神過程と道具としての言語を橋渡しする機能，言い換えると，思考と言語の中間的な処理過程の障害というように整理することも可能ではないか．

　我々は，超皮質性失語という現象を契機として，復唱の良否という表面的な二分論を超えて，言語と思考（あるいは知性），言語と意欲（あるいは発動性）などの関係を，改めて深く問い直していかなくてはならないように思う．

　最後に，超皮質性失語にまつわる筆者自身のスタンスについては別書に詳述した（小嶋，2014）[9]．ご興味を持たれる向きはご一読の上，御高評賜れれば幸いである．

文　献

1) Wernicke, C. : Der Aphasische Symptomencomplex. Eine Psychologische Studie Auf Anatomischer Basis. Max Cohn & Weigert, Breslau, 1874.（Kessinger Publishingによるリプリント版）(浜中淑彦（抄訳），カール・ウェルニッケ著：「失語症候群―解剖学的基礎に立つ心理学的研究」について．精神医学，17：758-764, 1975も参照）

2) Lichtheim, L. : On aphasia. Brain, 7 : 433-484, 1885.

3) Wernicke, C. : Einige neuere Arbeiten über Aphasie. Fortschritte der Medizin, 3 : 824-830, 4 : 371-377, 463-469, 1885-1886.（Dr. C. Wernicke Pathologie des Nervensystems. VDE Verlag, 2006によるリプリント版）. Eggert（編）による英訳も参照した。
4) Freud, S. : Zur Auffassung der Aphasien : Eine kritische Studie. Wien, Leipzig, 1891.（金関　猛, 訳 : 失語症 : 批判的研究. 平凡社, 東京, 1885.）
5) Goldstein, K. : Language and language disturbances : Aphasic symptom complexes and their significance for medicine and theory of language. Grune & Stratton, New York, 1948.
6) Geschwind, N. : The paradoxical position of Kurt Goldstein in the history of aphasia. Cortex, 1 : 214-224, 1964.
7) Geschwind, N., Fred, A. Quadfasel, and José, M. Segarra. : Isolation of the speech area. Neuropsychologia, 6 : 327-340, 1968.
8) Benson, D.F. : Aphasia, Alexia and Agraphia. Churchill Livingston, New York, 1979.
9) 小嶋知幸 : 失語症の源流を訪ねて. 金原出版, 東京, 2014.

第Ⅱ章
超皮質性失語の臨床型

1. 超皮質性運動失語

2. 超皮質性感覚失語

3. 語義失語

4. 混合型超皮質性失語

第Ⅱ章　超皮質性失語の臨床型

超皮質性運動失語

金沢大学医薬保健研究域保健学系　　能登谷　晶子
国際医療福祉大学保健医療学部・成田保健医療学部開設基準委員会　　原田　浩美

> **臨床に役立つ　ワンポイント・アドバイス**
> One-point Advice
>
> 　超皮質性運動失語では自ら話し始めることが少なく，挨拶などの言葉も相手の言葉を繰り返して言うことなどがみられる。しかし，Broca失語にみられるような語音の歪みや置換，探索などはない。復唱や音読課題でも音の歪みを認めず，成績も良い。呼称課題は初期には低い成績でも改善がみられることが多い。重要な点は，語列挙が極めて不良で，呼称成績のほうが明らかに良いことである。言語理解は症例によって異なる。文字言語ではBroca失語にみられるような仮名文字と音との対応の障害はそれほど強くなく，漢字・仮名の差もBroca失語ほどには乖離を示さない。超皮質性運動失語の軽度例では，SLTA上では語列挙のみの低下というパターンを示すことがある。
> 　本稿では，Broca失語との相違点をふまえ，超皮質性運動失語の臨床的特徴を詳しく解説する。

Ⅰ．超皮質性運動失語の位置づけ

　失語の臨床像の分類の中で超皮質性運動失語という用語が出現するのは，古典的な立場のWernicke-Lichtheim（1885）の失語図式の中である。その中で超皮質性運動失語は第4系に位置づけられている。概念中枢Bと運動言語中枢M（Broca中枢）間の切断により自発語は減少し，復唱が保たれるとされている（図1）。

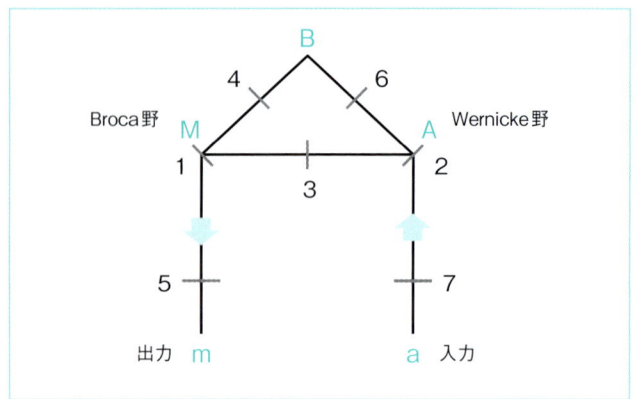

【図1】Wernicke-Lichtheim の失語図式
超皮質性運動失語は図中の4が切断された場合に生じる。

II．超皮質性運動失語の臨床特徴

　超皮質性運動失語の患者は自ら話し出すことは少ないが，発話できた時は構音の問題や音韻性錯語はほとんど目立たない。文レベルでは文法的には不十分な文発話が出現する。復唱が良好である。理解障害は単語レベルでは概ね認めないことが多いが，病巣の広がりの程度で存在する場合もある。呼称はある程度可能である。呼称の成績は症例によってさまざまであるが，語列挙よりは明らかに良好である。聴覚言語理解面は症例によって異なる。症状の記載が曖昧なのは，病巣の広がりによって障害される程度が異なるからである。我々の臨床経験では，このタイプの失語例では初期には言語理解障害がみられてもその回復は早く，表出面の呼称も回復が良い傾向にある。一方，語列挙は回復が悪い傾向にある。軽度の超皮質性運動失語例のSLTAは，語列挙の得点のみ低下するというプロフィールを描く。

　大槻らは，超皮質性運動失語例の理解と表出面の障害に

ついて病巣部位との関連から次のようにまとめている。単語レベルの聴覚言語理解に関しては，病巣が前頭葉内側面およびその皮質下に限局した場合には障害されないが，病巣が中前頭回およびその皮質下に広がると障害を認めたとのことである。文レベルの聴覚言語理解に関しては，前頭葉内側面に限局した病巣でも障害されており，構文レベルの障害が示唆されている。

表出面の障害については，超皮質性運動失語例の語列挙と視覚性呼称能力を左前頭葉内側面損傷群と背外側面損傷群で比較検討し，左前頭葉内側面損傷群では視覚性呼称が良好であるのに対して語列挙が不良であること，また，背外側面損傷群では視覚性呼称，語列挙のいずれも不良だったとしている。この結果から，左前頭葉内側面は語列挙に関して，背外側面は視覚性呼称に重要であると指摘している。

❶ 超皮質性運動失語を生じる脳の損傷部位

Broca失語やWernicke失語，伝導失語など復唱が障害される失語のタイプは，シルヴィウス裂周囲領域と言われているが，それよりも外側の領域が障害されると，復唱が良好な超皮質性失語が生じる。中心溝より前方病変で，しかもシルヴィウス領域より前方で生じる失語のタイプは超皮質性運動失語で，後方損傷では超皮質性感覚失語を呈する。

❷ 超皮質性運動失語は非流暢タイプか流暢タイプか？

Benson（1967）は失語症者の発話を非流暢型と流暢型に分類することを提唱した。この分類型によると超皮質性運動失語は非流暢型に属する。このタイプの患者の発話は乏しく，自らは話そうとしないが，発話された音，文そのものはBroca失語例や発語失行の患者でみられるような音の歪や音の探索などを認めない。超皮質性運動失語例では発

話衝動が低下している点が重要である。

　しかし，臨床報告例で，前頭葉損傷によって超皮質性感覚失語の報告がなされているのも事実である。仲秋らは，ほぼ同じ左前頭葉病変によって発話の流暢性や復唱などの点で異なった2例の失語例を報告している。2症例ともに，発症直後は無言状態であったが，症例1は発症6日後には復唱不良な非流暢性失語を呈し，約2ヵ月後には自発話において当初みられた発話開始の努力やプロソディ障害は認められなくなり，発症半年後には非流暢の基準にあてはまらず，流暢性発話に改善したと報告している。症例2は発症翌日には発話量は増加し，発症から約1ヵ月半の言語症状は，自発話では発話開始に努力を必要とせず，なめらかで，失構音，プロソディ障害や失文法はみられず，流暢性発話と考えられたとのことである。聴覚言語理解は中等度の障害を認め，音読良好，復唱も6文節文まで可能であった。書字では仮名の字性錯書がみられた点を除けば，超皮質性感覚失語と考えられたと述べている。

　このように早期に異なった失語像を呈した理由として，発症1ヵ月以内であったことから，浮腫のような病変部周囲の一過性の機能的障害を仲秋らは考えている。2症例の失語像の主な違いは，構音と復唱障害の有無である。構音や復唱障害の責任病巣として中心前回が重視されている。復唱とは聞いた音をそのまま音として再生する課題であるから，構音に問題がある例では受容した音の再生が困難になり，復唱が正確に遂行されないことが推測される。このことからも中心前回は復唱機能にとって，重要な役割を果たすと考えられている。仲秋らは，中心前回の限局性病変を示した文献からほぼ全例になんらかの構音障害がみられ，中心前回を除いた左前頭葉内のほかの部位病変では復唱障害は観察されないという濱中の報告を参考に，2例の

【表1】超皮質性運動失語の物語の叙述例

> 呼称：98/100正答（ほとんど即正答可能）
> もも太郎の話しの叙述：
> 　例：ももたろう，もも太郎，鬼退治やろ，え？もも太郎
> 　（登場するのは？）おじいさんやろ，おばあさんやろ，もも太郎，さる，きじ，犬，鬼
> 　（どんな話し？）おじいさんやろ，おばあさんやろ，えっ？　もも太郎　わからん，　わからん
> 　（　）部分は担当者の発話
> 　患者は物語を叙述するために必要な語は想起できているが，文として話が展開できない。

（榎戸秀昭，ほか：前方失語と前ローランド動脈．神経心理，4：125-132，1988より，症例ES参照）

構音および復唱の障害の有無は，中心前回下部への侵襲の微妙な相違が構音や復唱障害と関連したのではないかと推測している。

　自験例で流暢タイプか非流暢タイプか迷った例があるので，簡単に紹介する（榎戸ら，1988の症例E.S.）。症例は33歳，右利き女性で，病前は多弁だったとのことである。脳梗塞にて発症。麻痺はなし。発症当初は比較的発話は少ない印象で，構音の誤りもなかった。主訴は「病前のようにしゃべれない，て，に，を，は，がわからない」と訴えていた。自発話の発語数は多いが，短い文を繰り返す傾向が強かった。初期には語性錯語や保続も多く認めたが，流暢で文構造面の異常は認めなかった。呼称は98/100正答し，復唱，言語理解も良好であった。当初，本例は発話が流暢で構音の問題もなく，復唱が良好であったことから，超皮質性感覚失語と考えていたが，助詞の選択，動詞の活用，文法的な誤りの発見，構文の変換からなる文法問題で成績の低下を認め，文構成能力の低下を示していると考え，超皮質性運動失語に属するタイプと考えた。表1は本例のもも太郎の自発話である。物語に登場する人物等はすべて出てくるが，それらを使って文を構成することができない

一面を示す例である。

仲秋らは先述の前頭葉病変の論文の中で，複合的機能系としての役割を持っている前頭葉の言語機能の特殊性を明らかにするためには，榎戸らが示した文の構成課題（1984）のような方法も必要であろうと指摘している。一見，流暢にみえる超皮質性失語例において，文構成の問題の有無を評価する意義はあると我々は考える。

Ⅲ．下位分類に関する報告

① Goldsteinの分類

Goldsteinは，「超皮質性」運動失語を2種類に分け，第1型はBroca失語からの回復期などの一過性に現れるものや，脳外傷による一時的なショック症状として現れるという。Broca失語の不全型とも考えられ，復唱が自発語に比べると良好であるが，その対比は第2型ほど際立っておらず，物品の呼称も比較的良い。この型の病巣は，Broca領域の部分的損傷によるとされている。第2型は，いわゆる前頭葉性の発動性欠乏が言語面に表現されたものともいえるもので，発話しようとする衝動・自発性がまったくみられない。復唱もある程度の発動性を要するが，自発語よりは容易に行われる。復唱には音韻変化は少ない。放置すれば患者はほとんど完全な寡黙状態にあるが，感情的な言語が時に現れる。発動性欠乏が言語だけに限られることもあるが，その他の運動・思考活動に及ぶことも少なくない。解剖学的には，前頭葉損傷と運動言語領野（Broca野）の軽度の損傷の合併によるとしている。

② Luriaによる分類

Luriaは失語の基本型として6つに分類している。①力

⊕KeyWord

＊文の構成

例えば単語を3つ与えて文を作成してもらう。超皮質性運動失語では文の展開が困難なために，提示された語の順番を入れ替えることなどに問題を認める。

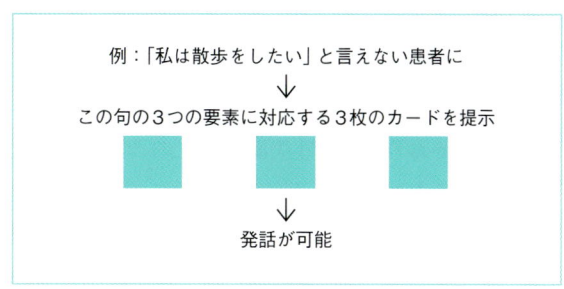

図2
(Luria, A.R.：ルリヤ神経心理学の基礎―脳のはたらき―第2版（鹿島晴雄，訳）．創造出版, p.327, 2003より引用)

【図2】Luriaの力動性失語例の発話

動性失語dynamic aphasia，②求心性運動失語，③遠心性運動失語，④聴覚・認知失語（感覚失語），⑤聴覚・記憶失語，⑥意味失語である．また，複合型の失語として3つを挙げている．これは先述の失語の基本型のいくつかや，他の精神症状からなる症候群としての失語型で3つに分類しており，その1つに超皮質性運動失語がある．複合型の失語の3つは，①伝導失語，②超皮質性運動失語，③健忘失語である．この超皮質性運動失語では2型が区別できるとのことで，一番目の型は保続性失語である．病的惰性stereotypeが優勢で，自発的展開的な発話が障害される．2番目の型は力動性失語である．いわゆる超皮質性運動失語の中には力動性失語に相当するものが含まれるという．力動性失語の中心症状は，自発的，展開的な発話の障害である．ことばの理解や復唱，呼称は良い．日常習慣的なことばは出るが，自発的に何かについて話すことは少ない．通常失文法は認めない．Luriaは，この型の失語は発動性の低下や語の不足や病的惰性によるものでもないとした．

　Luriaは自発的には「私は散歩に行きたい」と言えない患者に，3枚の白紙のカードを示し，それらのカードに順次1つずつ語を埋めていくように求めたところ，発話の困難が克服されることを観察した（図2）．

このことからLuriaはこの型の失語の基礎にあるのは，思考を展開的発話へと転換していく述辞的機能を果たしている内言の障害であるとした。内言は"句の線形図式"の形成を保証しており，力動性失語ではこの"句の線形図式"が崩壊しているとされた。3枚の白紙カードの継次的提示という"句の線形図式"の外的具体的代用物により障害が代償されたと考えた。この失語型では，質問の中に答えの文構造がそのまま含まれているような反響言語的応答が可能な質問には答えうるが，自発的な展開的な発話の形成が必要であるような質問には答えることが困難となる。榎戸らが示したF2型（後述）と共通するようである。

榎戸らの亜型分類

本邦では榎戸がこの失語型について亜型分類を報告しているので，以下少し紹介する。

まず，1981年に，左中前頭回後部病変を有する脳血管障害の3例を報告した。3例の症状は，発症当初自発語減少と言語理解障害が目立ち，混合型超皮質性失語または超皮質性感覚失語に近い病像を呈していたが，発症から2,3ヵ月で，言語理解，書字，呼称で著しい改善がみられたものの，自発語は短い表現にとどまり，自発語障害を中心とした超皮質性運動失語と記している。自発的な語の産生が低下し，word fluency（語列挙）の低下，名詞に比し動詞の列挙困難が目立つことに加え，高次の文の文脈的構造化，文図式の発見に困難を示し，これらの症状特徴は精神性の欲動減衰や失文法のみでは説明できないと考えた。

榎戸は，これらの3例の言語症状は全経過を通じて，復唱障害や音韻変化など，Broca失語に特徴的な病像を一度も呈さなかったことから，明らかにGoldsteinの第1型と異なるとしている。また，同様にGoldsteinの第2型は自

> **KeyWord**
> ＊自発話の減少
> 患者が自発的に発話をすることが少ない。周囲から声かけすると答えるが，患者自らが発することが少ない。

> **KeyWord**
> ＊語列挙の低下
> 超皮質性運動失語の患者は，あるカテゴリー（例：動物）を与えて制限時間内にどの程度単語が表出されるかをみる課題や，ある音（例：あ）で始まる単語を制限時間内に表出してもらう課題において，表出される量が少ない傾向にある。

【表2】榎戸らによる超皮質性運動失語例の自発話検査

項目	内容
発話量および発話開始までの時間	発話量は，都合の悪いこと，1日の生活についての質問に対する発話量。日常生活における自発的な発話量も参考。発話開始までの時間は，絵画説明や絵カード呼称の際の絵カード提示から発話開始までの時間
Word fluency test	「あ」，「さ」，「ま」，「や」で始まる語を30秒間列挙
絵画説明におけるcue効果およびcueの種類	SLTAの動作説明の絵を用いて，発話の際にどのようなcueを用いたら説明が可能になるか ①文構成が困難な場合に文頭語（例：お母さん）を提示すると可能になる ②文構成が困難な場合に例題文を提示すると，例題と同じ文型で説明可能 ③cueとして実際の語句を与えても助詞の誤りや語順が不適切であったりして文構成が困難
文法問題	①助詞の選択：一文章中に助詞が2ヵ所抜けている文を提示し，「は，が，の，を，に」の5つの助詞の中から選択補充させる（50問） ②誤りの発見：文法的な誤りを含む文（10文），内容的な誤りを含む文（10文），文法および内容ともに正しい文（10文）から誤りを発見させる ③動詞の活用：動詞の活用形のみが空欄となっている文章に活用形を補充させる ④構文の変換：能動文を受動文に変換させる

（榎戸秀昭，ほか：いわゆる超皮質性運動失語の自発語障害について―病巣の異なる3症例での比較―．脳神経，36：895-902，1984参照）

発話における開始の機構が重視されるのに対して，榎戸が示した例では発話が開始された後に，文の展開が困難になるところが異なる点で第2型とも異なるとした。これら3例の病変はいずれも左中前頭回後部であった。

次に榎戸は，同じように超皮質性運動失語と分類された例で，病巣部位が異なる3例の自発語の分析を行った。自発話の検討項目は，発話量，発話開始までの時間，語列挙，絵画説明の際に有効なcueの種類，文法問題である（表2）。

さらに，先述の3例の病巣部位からF1型，F2型，F3型の3つに超皮質性運動失語を分類した。F1型は，前大脳動脈領域の梗塞で前頭葉内側面の損傷によるもの，F2型は，中大脳動脈領域の分枝である前ローランド動脈の一部の梗塞巣を持つもの，F3型は前ローランド動脈の比較的広範な病巣を持つものである。

これら3型を発話量についてみると，F1病巣例では極端に発話量が少ない，F2ではF1ほどではないが，少ない傾向にある，F3の病巣例では，単語の羅列や短い表現にとどまる傾向にあった。発話開始までの時間については，F1型では非常に遅い，F2型では，「わからん」ということが多いが，cueを与えると速やかに表出可能である。また，F3型では発話開始までの遅延はあっても軽度であると述べている。語列挙については，F2型が他より少ない傾向を示している。

次に，絵画説明とcue効果について示すと，F1型では言葉が出てこない場合でも，文頭の語を提示すると，すぐに産出される。一方，F2型では，文頭のヒントを与えても文は産出されないが，文型をcueとすると絵画説明が可能であったとのことである。F3型では，文頭，文型ともにcue効果を認めなかったと述べている。

以上の結果をまとめると，F1型では自ら話し出すことはない，発話量の減少が著明，質問の一部を繰り返すか，短い表現に限られる。発話時の音韻変化は認めず，プロソディ障害もない。復唱は長い文章，早口ことばも可能で励ましによる発話は文としてまとまっているタイプである。F2型例では，自発的な発話は少ないが，質問に対してはF1型より発話量が多いが文としてまとまらない。決まり文句的なものが多い。発話時の音韻変化はなく，プロソディ障害もないが，軽度の統語論的側面の障害がある。F3

【表3】病巣別発話障害の違い

病巣	F1 病巣例	F2 病巣例	F3 病巣例
発話量	語彙数が極端に少ない	—	単語の羅列 短い表現に留まる
発話開始までの時間	非常に遅い	「わからん」が多いが，cueにより速やか	軽度遅延程度
語列挙（語/2分間）	11	7	12
絵画説明 cueの種類	文頭語	文型	文頭語　文型
絵画説明 cue効果	著しい	絵画説明可能	なし
自発語障害 音韻的障害	なし	なし	確実ではない
自発語障害 統語論的障害	なし	確実ではない	あり
自発語障害 プロソディ障害	なし	なし	あり

（榎戸秀昭，ほか：いわゆる超皮質性運動失語の自発語障害について—病巣の異なる3症例での比較—．脳神経，36：895-902，1984参照）

型例は，F1型やF2型に比し病像は均一ではない．実際のF3型のうち，定型的Broca失語からの回復期例では軽度の音韻変化が残存しており，プロソディ障害も目立つ．他の例でも音韻変化やプロソディ障害を認める．文法問題では助詞の選択，動詞の活用，構文変換など全課題で不良という特徴を示したとのことである（表3）．

④ 超皮質性運動失語の他の報告

　左中前頭回の損傷によって**電文体**を示した報告（斉田ら，内山ら）を紹介する（表4）．

　斉田らの例は左中前頭回後部病変で，臨床型はBroca失語で構音，プロソディ障害を認め，自発話には電文体発話を認めた．斉田らは榎戸らが提唱した文構成課題を実施し，助詞の選択50/50，誤り文の発見29/30，動詞の活用10/12，構文の変換6/8という成績であったとしている．

　内山らの症例も左中前頭回後部病変例であるが，臨床型は斉田らと異なり，超皮質性運動失語を呈している．斉田

【表4】前頭葉病変で電文体を示した報告例

	斉田ら（1994）	内山ら（2014）
症例	54歳　男性	47歳　男性
学歴・職業	高卒　自営	大卒　社会保険労務士
利き手	右	右
原因	左中前頭回後部出血	左脳梗塞
損傷部位	左中前頭回後部，中心前回に及んでいない	左中前頭回後部，下前頭回上部，皮質下白質
既往歴	糖尿病，肝硬変，両下腿部血栓症	腎移植，高血圧，高脂血症
神経学的所見	軽度右不全麻痺	意識清明，麻痺，感覚障害なし
失語のタイプ	Broca失語	超皮質性運動失語
初診時の発話状態	発語困難で発声のみ	非流暢，単語の羅列
言語理解	聴く・読む全問正答	明らかな意味理解障害なし
発話	構音のゆがみ・置換あり 5音節程度の復唱可	構音の障害なし
発話に関する内省	助詞の省略の指摘に対して自覚はあるが「抜かしてしまう」と答える	助詞が思い浮かばなくて会話に時間がかかる
文法問題	助詞の選択は50/50正答，文法的誤りの発見9/10，文の構成6/7	助詞の選択問題不良，態変換課題も困難
経過	発症2ヵ月で軽度電文体残存	言語理解面の改善良好
知的機能	コース立方体 IQ104	WAIS-R VIQ105 PIQ110

らの課題内容と異なるが，トークンテストで58/62正答できた時期に，助詞の挿入問題や態変換課題で問題があり，助詞の理解ができていないと考えている。

文　献

1) Benson, D.F. : Fluency in aphasia : correlation with radioisotope scan localization. Cortex, 3 : 373-394, 1967.
2) 榎戸秀昭，鳥居方策，松原三郎，ほか：いわゆる超皮質性運動失語の1亜型について―左中前頭回後部の主病巣とする3例―．精神経誌，83：305-330, 1981.
3) 榎戸秀昭，鳥居方策，相野田紀子，ほか：いわゆる超皮質性運動

失語の自発語障害について—病巣の異なる3症例での比較—. 脳神経, 36：895-902, 1984.
4) 榎戸秀昭：超皮質性運動失語. 精神医学, 27：671-677, 1985.
5) 榎戸秀昭, 三原栄作, 鳥居方策, ほか：著明な文法レベルの障害を呈した1例. 神経心理, 2：174-181, 1986.
6) 榎戸秀昭, 鳥居方策, 鈴木重忠, ほか：前方失語と前ローランド動脈. 神経心理, 4：125-132, 1988.
7) 濱中淑彦, 波多野和夫, 石黒聖子, ほか：前頭葉と失語—超皮質性感覚失語像をめぐって—. 失語症研究, 12：130-144, 1992.
8) 波多野和夫, 監訳：超皮質性失語. 新興医学出版社, 東京, pp.38-77, 2002.
9) Luria, A.R.：ルリヤ神経心理学の基礎—脳のはたらき—第2版（鹿島晴雄, 訳）. 創造出版, 東京, pp.326-329, 2003.
10) 仲秋秀太郎, 吉田伸一, 中島理香, ほか：左前頭葉病変による失語の再検討. 失語症研究, 17：249-257, 1997.
11) 大橋博司：失語症. 中外医学社, 東京, p.13, 1980.
12) 大槻美佳, 相馬芳明, 小野寺理, ほか：左前頭葉内側面損傷による超皮質性運動失語における聴理解. 脳神経, 47：1081-1085, 1995.
13) 大槻美佳, 相馬芳明, 青木賢樹, ほか：補足運動野と運動前野の喚語機能の比較—超皮質性運動失語患者の語列挙と視覚性呼称の検討—. 脳神経, 50：243-248, 1998.
14) 斉田比左子, 藤原百合, 山本　徹, ほか：電文体発話を呈した右利き左中前頭回後部の小出血の1例. 失語症研究, 14：230-239, 1994.
15) 大槻美佳, 相馬芳明：5.失語症のタイプ. よくわかる失語症と高次脳機能障害（鹿島晴雄, 種村　純, 編）. 永井書店, 大阪, p.52, 2003.
16) 内山由美子, 岩田　誠, 内山真一郎：前頭葉背外側面の梗塞による超皮質性運動失語. 東女医大誌, 84：E178-E183, 2014.

第Ⅱ章　超皮質性失語の臨床型

超皮質性感覚失語

岡山県立大学保健福祉学部保健福祉学科　　中村　光

> **臨床に役立つ　ワンポイント・アドバイス**
> One-point Advice
>
> 超皮質性感覚失語とは，自発話は流暢だが錯語が多く，聴覚的理解の障害を伴うが，文の復唱能力は保たれている失語型をいう。Wernicke-Lichtheimの失語図式によれば，聴覚言語中枢－概念中枢間の離断により，語音は正しく把握され復唱は可能だが，意味の理解が悪いものと解される。脳病変部位としては一般的に，シルヴィウス溝周辺の中心的言語領域の外側でWernicke野後方部位の損傷によるものとされる。超皮質性感覚失語の出現頻度は失語全体の数％であるが，その臨床像や病変部位は幅広い。

はじめに

Benson[1]が示す超皮質性感覚失語（transcortical sensory aphasia：TCSA）の言語症状を表1に，病変部位を図1に示す。これを一般的なものとしながら，実際のTCSA患者が示す臨床像・症状や病変部位にはかなりの幅がある。以下に主要な論点について記す。

Ⅰ. 超皮質性感覚失語の臨床像・症状

❶ 分類

古典分類でTCSAとされる臨床像は，立場によっては別の症状群として扱われる。全体論者であるHead（1926）の

> **KeyWord**
> ＊**全体論と局在論**
> 脳と行動の研究史の中では，脳が全体として機能することを強調する立場と，脳の特定の領域における特定の機能を強調する立場の論争があり，それぞれ全体論，局在論という。

【表1】超皮質性感覚失語の一般的な言語症状

会話時の発話	流暢, 錯語, 反響言語
口頭言語の理解	重度の障害あり
復唱	良好〜極めて良好
呼称	障害あり
読字：音読	障害あり
：読解	障害あり
書字	障害あり

(Benson[1]をもとに作成)

図1
TS：超皮質性感覚失語の推定病巣
TM：超皮質性運動失語の推定病巣
両方の損傷からは混合型超皮質性失語の臨床像が考えられる。
(Benson[1]をもとに作成)

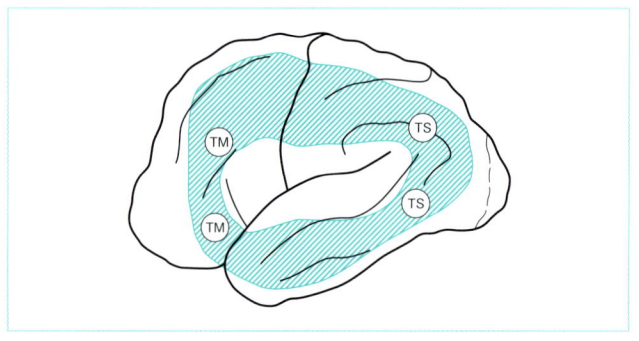

【図1】超皮質性失語の一般的な病変部位

失語分類は4型のみだが，その中のnominal aphasiaは単語の意味障害による喚語困難，理解障害を主徴とするもので，TCSA（ないしは健忘失語）に相当する[2]。HeadやLuria (1964) のsemantic aphasiaは，個々の語の意味はよく理解するが全体としてその文構造の意味を把握できないもの（論理−文法的関係の了解障害[3]）を指し，やはりTCSAに近い。なお，Lambon Ralphらのグループも近年semantic aphasiaの用語を用いるが，これとはまったく別のものであり後述する。徹底した局在論者であるKleist (1934) は，感覚失語をさらにそれぞれ異なった局在をもつ音声聾，単語聾，文章聾，語義聾およびそれらの不全型に分類した。

【表2】失語群における超皮質性感覚失語の出現頻度

	Kerteszら[4]	Pedersenら[5]	濱中ら[6]	杉下ら[7]
Broca失語	26 (18)	25 (12)	30 (23)	49 (24)
超皮質性運動失語	7 (5)	4 (2)	5 (4)	2 (1)
混合型超皮質性失語	3 (2)	3 (1)	3 (2)	1 (0)
全失語	20 (14)	65 (32)	6 (5)	24 (12)
Wernicke失語	16 (11)	32 (16)	33 (25)	48 (24)
伝導失語	12 (9)	10 (5)	6 (5)	7 (3)
健忘失語	44 (31)	50 (25)	11 (8)	22 (11)
その他	0 (0)	0 (0)	28 (22)	48 (24)
超皮質性感覚失語	13 (9)	14 (7)	8 (6)	2 (1)
計	141	203	130	203

カッコ内は％（小数点以下を四捨五入したので，合計は必ずしも100にならない）

語義聾がTCSAに相当する[2]。井村（1943）の語義失語はTCSAの一型であるが，この解説は別項に譲る。

❷ 出現頻度

大規模な失語集団におけるTCSAの出現頻度を表2に示す。いずれの報告でも超皮質性失語の中ではもっとも高値である。1％とする杉下ら[7]の報告では，かなりの患者が分類不能とされており，厳密な分類基準を適用したことが低値の理由と思われる。急性期の調査であるPedersenら[5]の報告では，死亡や転居などを除き51例について1年後の追跡調査が行われているが，そこではTCSAの頻度は0％であった。明瞭なTCSA像が長期間持続することは少ないという臨床的印象とも一致する。

❸ 良好な復唱

TCSAの復唱についてBenson[1]は，「無意味音節やチンプンカンプンなことば，外国語の語句，文法上誤っている発話などをそのままそっくりくり返す」と記している。し

かし Davis ら[8]は，①事実で統語的にも正しい文，②事実でないが統語的に正しい文，③意味的には誤りだが統語的に正しい文，④意味は通じるが統語的に小さな誤りがある文の4種について，その復唱をTCSA患者に求めた。その結果，最初の3種の文はそのまま復唱されることが多かったものの，④の文に関しては正しい文に修正して復唱されたことを報告した。日本では福永ら[9]が，TCSAの1例に対し，失語症構文検査で使用される検査文について，まずは文と絵のマッチング課題による聴覚的理解検査を実施して，検査文が理解できないことを確かめてから，その文をもとに以下の3種の文を作成して復唱を求めた。すなわち，①正しい文（例：ボールを蹴る），②格助詞が誤っている文（ボールが蹴る），③語順を入れ替えた文（蹴るがボール）である。患者は①の文は概ねそのまま復唱したが，②の文では多くの場合，誤った助詞の部分を修正して復唱したり（お母さんを歩く→お母さんが歩く），述語の部分を助詞にあわせて変化させて復唱した（鏡が拭く→鏡が拭かれる）。また，③の文についても，多くの場合は正しい語順に修正して復唱した。

このように，少なくとも一部のTCSA患者は統語的に誤った文は修正しながら復唱し，そのような自動的な修正は意味的に誤った文では生じないとする見解が一般的である。認知神経心理学的な単語の情報処理モデルでは，復唱に音韻的経路，語彙的経路，意味的経路の3種を仮定する（図2）。Coslett ら[10]は，語彙・統語の機能が比較的保たれた典型的なTCSAでは復唱は語彙的に行われ統語的誤り文を修正するが，それ以外にも，音韻的経路に依存した復唱が行われ統語的修正を示さないTCSAがいるのだと考察している。TCSAの保たれた復唱には保存された右半球が関与しているという説[11,12]もある。

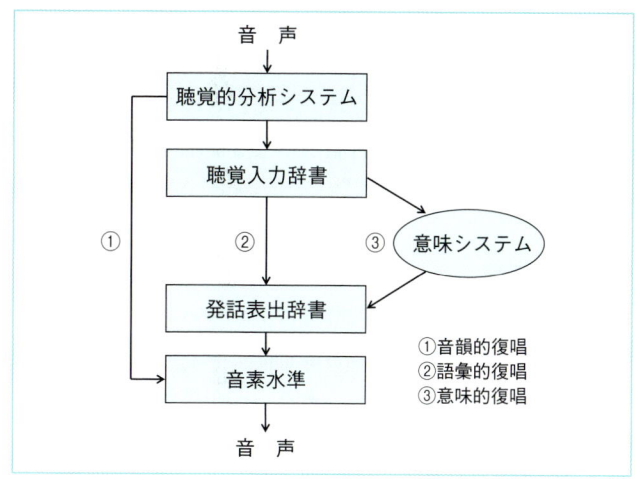

【図2】認知神経心理学的言語情報処理モデルと復唱経路

❹ 反響言語

　TCSAでは反響言語が特徴[1]とされることも多い。反響言語には，相手の発話をそのまま反復する完全型（例：お名前は何ですか？→お名前は何ですか），相手の発話の一部を取り込んで反復する減弱型（→お名前は中村です），さらには部分型（→か）という区分があるが，TCSAで特徴的にみられるのは減弱型である[13,14]。変性認知症疾患の進行に伴い反響言語が，減弱型→完全型→部分型と変化したり，脳血管性失語の回復に伴い逆のパターンがみられたとの報告[13,15]があり，脳機能の変化を反映していると考えられる。

　復唱が保たれていることと反響言語が出現することはイコールではない。TCSAであっても反響言語がみられないことは少なくないし，復唱障害があっても反響言語を呈することがある。反響言語には対人性や状況性の影響があり，例えば家族との雑談場面よりも医師の診察部面で出現しや

すい[14]。Stengel（1947）は，慣用句やことわざを途中まで言って聞かせると（求められていないのに）残りの部分を適切に補って完成させる症状，すなわち補完現象を見いだしたが，この存在も反響言語が単なる復唱でないことの証左であろう。

⑤ 理解障害

TCSAでは著明な言語理解障害が認められる。復唱が良好であることから，その障害は音韻や語彙の認知段階ではなく，主に意味認知の段階にあることが推測される（さらに上記の訂正的な復唱の存在などからは，統語機能も一定程度は保たれていることが示唆される）。

TCSAにおける理解障害は，時に言語的材料にだけでなく非言語的材料にも及ぶ。古くから，環境音と絵のマッチング課題や線画と色のマッチング課題などの成績不良が知られているが，近年Lambon Ralphらのグループは，Pyramids and Palm Trees Test（PPT）などの新しく開発された検査を用いて，このことをさらに確認している。このようなモダリティ非特異的な理解障害はsemantic dementia（SD：意味性認知症）の特徴であるが，彼らはSDに対応させて，脳血管性失語にみられるモダリティ非特異的な意味障害をsemantic aphasia（SA）と呼んでいる[16]。彼らによれば，SDとSAの両者ともに言語的・非言語的を問わず複数の意味課題で有意な成績不良を示すが，SA群では単語と絵のマッチング課題（言語―視覚課題）とPPT様課題（視覚―視覚課題）といった異なるモダリティを用いた課題間の成績に相関関係は認められず，また項目の親密度効果（高親密項目は低親密項目に比べ成績が良い）は明らかでない。一方，SD群では異モダリティ課題間の成績の相関は高く，項目の親密度効果は高い[17]。彼ら

> **KeyWord**
> *** Pyramids and Palm Trees Test**
> Howardら（1992）が開発した代表的な非言語性意味検査。図版上部の絵（例：ピラミッド）に対し，下部の2つの絵（ヤシの木，松の木）のどちらがマッチするかの選択を求める。日本語版はないが，同様の課題は自作できる。

は，SDは意味表象の進行性の喪失，SAは課題に適切な形で意味を活性化することを指揮し制御する実行過程の問題（semantic controlの障害）がその意味障害の本質であるとして，複数の研究で類似の成績パターンを確かめている[16, 18]。なお，SAはTCSAにのみ認められるものではないし（Jefferiesら[17]におけるSAの10例中TCSAは5例），TCSAのすべてがSAの臨床像を呈するわけではないので注意を要する。

6 読字障害

　TCSAでは読解の障害は著明だが，**表1**の記載とは異なり，音読は比較的保たれることがある。TCSAの音読の障害は，しばしば表層失読の臨床像を示す。日本語では，漢字表記語の一部が不規則語に相当するとされ（例：定規，気配），このような単語ではいわゆる規則化の誤りが多く出現するが（ていき，きはい），仮名表記語や典型的な文字─音対応で発音される漢字表記語（定期，気温）の音読は保たれる[19]。表層失読には亜型があり，文字単語を音声に変換する過程の中で，①意味へのアクセス以前に障害があるもの，②意味そのものに障害があるもの，③意味へのアクセス後の過程に障害があるものが存在すると考えられている[19, 20]。TCSAでは前2者がみられることがあり，特に典型的表層失読である②は，TCSAの一型である語義失語（またはSD）で特徴的に認められる。また日本語TCSA患者では，意味理解はないにも関わらず不規則語に相当する漢字語の音読が高水準で可能なことがあり，音読におけるいわゆる第3の経路（文字単語全体から単語全体の発音を引き出すが意味を迂回する経路）が存在し機能していることを示唆する。

> **KeyWord**
> ＊**表層失読**
> **(surface dyslexia)**
> Marshallら（1973）が提唱した読字障害のタイプ。以下の特徴をもつ。①綴りと発音の対応が規則的な単語（例：ship）および非語の音読は良好，②それが不規則な単語（yacht）の音読は不良，③誤りの多くは綴りのより典型的な発音の適用（ヤッチト）。

Ⅱ. 超皮質性感覚失語の病変・病因

❶ 前頭葉病変によるTCSA

濱中ら[6]は脳梗塞による失語130例のCT所見を分析した。TCSAと分類されたのはそのうち8例であるが、厳密に図1の病変部位と合致したものは1例に過ぎず、Wernicke野を含む中心的言語領域の損傷を伴った例、皮質下損傷の例に加え、中心溝より前方の皮質または皮質下に主病変を認めたものが少なくとも2例報告されている。

前頭葉のみの病変によって著明な理解障害が生じるという事実は、言語理解は大脳後方領域が担っているという古典的な理論から逸脱するものとして1980年代以降注目され、多くの症例が報告されている。病変部位は、Broca野が中心またはBroca野の一部を含み前方・前上方に伸展する損傷や[21〜24]、Broca野外側の損傷[25]、また前頭葉皮質下の損傷[26]が報告されている。後方領域損傷のTCSAと比較した場合の症状として、仮名の字性錯書を示すこと[22]、復唱がより忠実（修正しない）であること[25]、読解と比べて音読が良好であること[26]などの所見が報告されているが、どこまで一般化できるものかは不明である。

濱中ら[22]は、前頭葉病変による理解障害を説明する仮説には以下のものがあるとしている。①後方病変と同じ語義レベルの障害、②（加えて）統語レベルの障害やメタ言語的・語用論的水準の障害、③前頭葉による後方領域の制御・統合不良の問題、④機能局在の個人差の問題。大槻ら[27]は、音声呈示される単語に対応する絵を6枚の選択肢の中から選ぶ課題において、選択肢をすべて別の意味カテゴリーから選んだ図版（ランダムカテゴリー課題）と、選択肢を2カテゴリーから3枚ずつ選んだ図版（カテゴリー化課題）を用意した。それを後方領域損傷のTCSAと前頭葉損傷

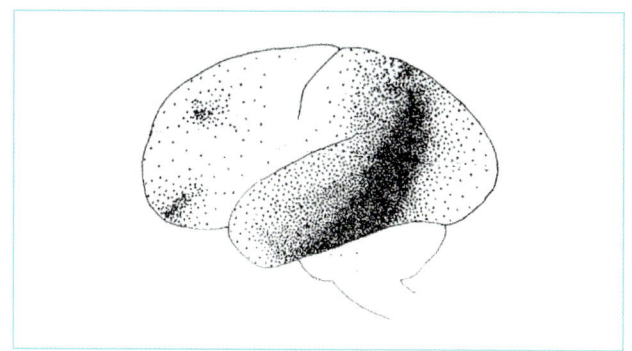

【図3】Alzheimer病における脳変性部位
(Friedlandら[30]をもとに作成)

のTCSAの2群に実施したところ，前者ではランダムカテゴリー課題の成績はカテゴリー化課題より良好であったが，後者では両課題間で成績差がなかったことを見いだした。後方損傷者の問題は語義理解のための意味処理障害であり（したがって意味的に容易な課題のほうが成績が良い），前頭葉損傷者では意味処理した単語を保持しつつ選択肢から適切なものを探すという作業過程の障害（ワーキングメモリの障害）が関与していると考察している。

❷ Alzheimer病におけるTCSA

　認知症者が示す失語症状群はしばしばTCSAの特徴を示す。特にAlzheimer病（Alzheimer's disease：AD）では，自発話は流暢だが喚語困難と錯語があり，聴覚的理解障害が認められ，読解や書字の障害も認められるが，復唱と音読は比較的保たれるとされ[28, 29]，TCSAの特徴に一致する。ADでは，海馬・扁桃体などの内側側頭葉に加え，新皮質系では外側側頭葉の後部と頭頂葉の変性や代謝低下がもっとも強く（図3）[30]，脳血管性失語で蓄積されたTCSAの病変部位の知見（図1参照）と整合する。ただし，ADに

【表3】Alzheimer病群における超皮質性感覚失語の出現頻度

	Appellら[31]	高月ら[32]
WABの平均AQ	50.1±27.0	78.9±11.1
全失語	6 (24)	0 (0)
混合型超皮質性失語	2 (8)	0 (0)
Wernicke失語	7 (28)	14 (9)
伝導失語	1 (4)	2 (1)
健忘失語	5 (20)	123 (79)
その他	0 (0)	6 (4)
超皮質性感覚失語	4 (16)	11 (7)
計	25	156

カッコ内は%(小数点以下を四捨五入したので、合計は必ずしも100にならない)

おけるTCSAでは，錯語や反響言語が乏しく補完現象がみられないという意見[31]もあるなど，おそらくADにおける広範な脳損傷および認知機能・非認知機能の低下を反映して，その症状は脳血管疾患によるものと完全には一致しない。

表3には，WAB失語症検査を用いてAD集団の失語型分類を試みた2つの研究結果を示す。両者の分布の違いは，その平均AQ（失語指数）から類推されるように，ADの重症度（進行度）によるものだと考えられる。すなわち，ADの失語症状を縦断的にみると，初期には流暢だが喚語困難を示す健忘失語の状態であり，進行にしたがって言語理解が障害されるとTCSA，加えて復唱障害があればWernicke失語となり，後期には全失語の状態になることが示唆される。すなわち，脳血管性失語の回復と逆のパターンである。

前頭葉側頭葉変性症で側頭葉の変性が優位の場合も失語症状が前景に立つ。健忘失語→TCSA→Wernicke失語と進行するのが一般的で[2]，変性が側頭葉の前部・下部から始まることと一致する。

> **KeyWord**
> *前頭側頭葉変性症
> 大脳の後方領域の変性を主とするAlzheimer病に対し，前方領域の変性を主とする変性認知疾患。病理的にも臨床像としても複数のものから成り，semantic dementiaはその一型。

文　献

1) Benson, D.F.: Aphasia, Alexia, and Agraphia. Churchill Livingstone, New York, 1979.（笹沼澄子, 伊東元信, 福沢一吉, ほか訳：失語・失読・失書. 協同医書出版社, 東京, 1983.）
2) 大橋博司：失語症（第5版）. 中外医学社, 東京, 1980.
3) Luria, A.R.：神経心理学の基礎（第2版）（鹿島晴雄, 訳）. 創造出版, 東京, 1999.
4) Kertesz, A.: Aphasia and Associated Disorders. Grune & Stratton, New York, 1979.
5) Pedersen, P.M., Vinter, K., Olsen, T.S.: Aphasia after stroke : Type, Severity and Prognosis. Cerebrovasc Dis, 17：35-43, 2004.
6) 濱中淑彦, 大橋博司, 大東祥孝, ほか：CT所見よりみた失語の類型学. 神経研究の進歩, 26：1020-1029, 1984.
7) WAB失語症検査（日本語版）作製委員会（代表：杉下守弘）：WAB失語症検査日本語版. 医学書院, 東京, 1986.
8) Davis, L., Foldi, N.S., Gardner, H., et al.：Repetition in the transcortical aphasias. Brain Lang, 6：226-238, 1978.
9) 福永真哉, 服部文忠, 都筑澄夫, ほか：一超皮質性感覚失語例における復唱の構造－文章復唱検査からの分析. 神経心理学, 12：143-149, 1996.
10) Coslett, H.B., Roeltgen, D.P., Rothi, L.G., et al.：Transcortical sensory aphasia: Evidence for subtypes. Brain Lang, 32：362-378, 1987.
11) Bando, M., Ugawa, Y., Sugishita, M.：Mechanism of repetition in transcortical sensory aphasia. J Neurol, Neurosurg, Psychiat, 49：200-202, 1986.
12) Grossi, D., Trojano, L., Chiacchio, L., et al.：Mixed transcortical aphasia: Clinical features and neuroanatomical correlates. Eur Neurol, 31：204-211, 1991.
13) 波多野和夫, 坂田忠蔵, 田中　薫, ほか：反響言語echolaliaについて. 精神医学, 29：967-973, 1987.
14) 波多野和夫：重症失語の症状学－ジャルゴンとその周辺. 金芳堂, 京都, 1991.
15) 中村　光, 松井明子, 檜木治幸, ほか：特異な反響言語を呈した

失語の1例. 失語症研究, 14：196-203, 1994.
16) Noonan, K.A, Jefferies, E., Corbett, F., et al.：Elucidating the nature of deregulated semantic cognition in semantic aphasia: evidence for the roles of prefrontal and temporo-parietal cortices. J Cog Neurosci, 22：1597-1613, 2009.
17) Jefferies, E., Lambon Ralph, M.A.: Semantic impairment in stroke aphasia versus semantic dementia: A case-series comparison. Brain, 129：2132-2147, 2006.
18) Noonan, K.A., Jefferies, E., Eshan, S., et al.: Demonstrating the qualitative differences between semantic aphasia and semantic dementia: A novel exploration of nonverbal semantic processing. Behav Neurol, 26：7-20, 2013.
19) 中村　光, 中西雅夫, 濱中淑彦, ほか：表層失読 (surface dyslexia) からみた単語認知. 失語症研究, 20：136-144, 2000.
20) Watt, S., Jokel, R., Behrmann, M.：Surface dyslexia in nonfluent progressive aphasia. Brain Lang, 56：211-233, 1997.
21) Basso, A., Lecours, A.R., Moraschini, S., et al.: Anatoclinical correlations of the aphasia as defined through computerized tomography：Exceptions. Brain Lang, 26：201-229, 1985.
22) 濱中淑彦, 波多野和夫, 石黒聖子, ほか：前頭葉と失語―超皮質性感覚失語像をめぐって. 失語症研究, 12：130-144, 1992.
23) 石黒聖子, 川上　治, 橋爪真言, ほか：Broca領野を中心とする病変による超皮質性感覚失語の1例. 失語症研究, 16：322-330, 1996.
24) 古本英晴, 松田信二, 吉山容正：前頭葉損傷による超皮質性感覚失語様症状―後方領域損傷による典型的超皮質性感覚失語との比較. 神経心理学, 12：204-214, 1996.
25) Otsuki, M., Soma, Y., Koyama, A., et al.：Transcortical sensory aphasia following left frontal infarction. J Neurol, 245：69-76, 1998.
26) 高橋伸佳, 河村　満, 師尾　郁, ほか：左前頭葉深部白質病変による超皮質性感覚性失語. 失語症研究, 17：178-184, 1997.
27) 大槻美佳, 相馬芳明, 青木賢樹, ほか：単語指示課題における前頭葉損傷と後方領域損傷の相違―超皮質性感覚失語の検討. 脳神経, 50：995-1002, 1998.
28) Cummings, J.L., Benson, D.F., Hill, M.A., et al.：Aphasia in

dementia of the Alzheimer type. Neurology, 35 : 394-397, 1985.
29) Benson, D.F., Ardila, A. : Aphasia : A Clinical Perspective. Oxford University Press, New York, 1996.
30) Friedland, R.P., Brun, A., Budinger, T.F. : Pathological and positron emission tomographic correlations in Alzheimer's disease. Lancet, 1 (8422) : 228, 1985.
31) Appell, J., Kertesz, A., Fisman, M. : A study of language functioning in Alzheimer patients. Brain Lang, 17 : 73-91, 1982.
32) 高月容子, 博野信次, 山下　光, ほか：アルツハイマー病患者の言語障害－WAB失語症検査日本語版による検討. 失語症研究, 18 : 315-322, 1998.

第Ⅱ章　超皮質性失語の臨床型

語義失語

財団新居浜病院臨床心理科　小森　憲治郎

> **臨床に役立つ　ワンポイント・アドバイス**
> One-point Advice
>
> 　語義失語の典型像は，左優位の側頭葉前方部に限局性萎縮を呈する変性疾患である意味性認知症の言語症状として現れる。語義失語では，理解障害は語のレベルにとどまり，文全体には及ばず，その結果，会話の中で聞いたわからない語に対し「××って何ですか？」と即座に反問する態度が特徴的である。語義失語の評価にあたっては，通常の失語症検査に加え，さまざまなカテゴリーの単語の呼称ならびに指示課題，漢字熟語の音読課題，諺の補完課題など語義失語に特有の症状を捉える検査を行うことが求められる。また典型例にあっては，包括的な知能検査においても，概念的知識と関わり深い検査項目での成績低下と視空間認知操作項目での成績保存という乖離したプロフィールとなって現れる。変性疾患以外では，頭部外傷例やヘルペス脳炎例，あるいは脳血管障害例でも語義失語の報告がみられる。その臨床像は典型例と共通の症状を呈している場合もあるが，語頭音効果の有効性や，成績の浮動性など，理解困難の内容にも違いが多い。そして，それらはしばしば健忘失語の二方向性失名辞との区別が困難である。

はじめに

　語義失語登場の歴史は古く，わが国では早くから注目されてきた失語症状である。しかし，この概念を巡っては必ずしも共通の理解が得られてきたわけではない。典型例について学ぶことが，この失語症状に関する記述を正確に理解する上で有用であると思われる。本章では，典型例とさ

> **KeyWord**
> *語義失語
> gogi (word meaning) aphasia
> 井村（1943）が日本語における失語を分類するにあたって新たに提唱した失語型。語義失語では，文の最小単位である語の意味理解が障害される。Headのsemantic aphasia（意味失語）とは異なる概念であるため，英訳にあたっては注意を促したい。

れる変性疾患における語義失語像にのみ焦点を当て解説する。

I. 語義失語の典型像を巡って

① 臨床像について

　語義失語とは，井村（1943）[1]により提唱された，発話は流暢で言語の音韻的側面は保たれる一方で，語の想起と理解に障害があり，わが国の文字体系である漢字と仮名の処理に特徴的な障害パターンを示す失語型である。しかし語義失語として報告された症例では，言語の音韻的側面を代表する復唱や仮名の操作が良好という点では概ね一致がみられるものの，理解障害の特徴については共通した見解が得られず，その臨床像について，長い間紆余曲折があった[2]。後年井村（1967）[3]は『失語の意味型―語義失語について―』と題した総説において，語義失語の典型例の特徴を再考し，1）固有名詞や具体語に顕著にみられる，辞書にあるような比較的固定し，文脈からはある程度独立した語の意味にかかわる障害を持つこと，ならびに2）表音文字である仮名の操作に比べ，意味との関連が深い漢字の読み書きに障害が顕著で，それに比して3）語音の認知や把持能力を示す復唱，ならびに文の統語にのみ必要な機能語である助詞の理解や表出能力が保存されること，さらには4）健忘失語を初期症状として語義失語像を呈し，次第に認知症へと進行する変性疾患例の症状にもっとも顕著に現れることを記した。その他，言語性検査においては類似や理解など概念的知識に関する課題の著しい成績低下に比べ，計算能力や数唱などの機械的な模倣課題の成績はよく保たれることや，動作性検査ではカードそれぞれの意味関連の理解が要求される絵画配列の成績低下に比べ，積木と

組合せの成績が良好という認知プロフィールにまで及んでいる。

❷ 語義失語の責任病巣について

井村[1,3,4]の語義失語の責任病巣に関する記載は，その臨床症状から得られる衝撃に比べやや精彩を欠いている。超皮質性感覚失語や健忘失語の病巣としてしばしば現れる側頭-頭頂葉領域について，健忘失語症や語義失語症では，ひとつの限局した病変よりも，広範な領域にわたってびまんまたは散在する病変をもつことが多いと述べ，結局病巣としては健忘失語からWernicke失語への移行過程とほぼ同等の神経基盤に語義失語を無理やり収めようとの意向がうかがえる[4]。しかし，典型例の特徴を改めて取り上げた3度目の総説『失語の意味型』[3]において，「ウェルニッケ失語を初期症状としないで，最初から語義失語の病像を呈している場合がある。著者はそれを定型例とみなしているのだが，既往歴に健忘失語の存在が推察される場合もある。その後の経過は語義失語の病像がそのまま悪化し徐々に痴呆に陥るようである。側頭脳の第二，第三回から頭頂脳にかけての進行性でびまん性の病巣が推定されるが，病巣に関しては推測の域を出ない。」と述べ，進行性の経過をとる症例の症状こそ典型例であると捉え直している。しかしその後，CTをはじめとする神経画像診断技術の発展と，症候を正確に読み取ろうとするわが国のすぐれた臨床研究者たちの熱意によって，次第により確かな事実が明らかとなった。

典型例の特徴を持つ症例の脳形態画像（CT）を調べた松原ら（1984）[5]の症例を皮切りに，倉知（1991）[6]金沢大学の神経心理グループが，初めて剖検に及んだ典型症例から，左側頭葉前方部に限局した神経変性を生じるPick病

の言語症状として語義失語が現れることを突き止めた。

　語義失語の典型例について多数例の検討を重ねた田辺ら[2,7]大阪大学のグループは，この語義失語の典型例を巡る問題点を，症候と神経画像（MRI，SPECT）の特徴から見直し，左優位の側頭葉前方部葉性萎縮例に認められる言語症状こそ，まさしく井村の提唱する語義失語の典型例であり，それらはけっして難解ではなく，「一度その典型像を経験すれば，その診断はきわめて容易」と断言した。19世紀末にArnold Pick（1898）[8]が報告した症例Fritschの言語症状，さらに欧米で，この頃ようやく明らかとなった意味記憶の選択的障害を呈する意味性認知症（semantic dementia：SD）[9〜11]の言語症状との共通点を見出し，側頭葉前方部の著明な萎縮に伴い出現する典型的な語義失語像を言語の意味記憶を支える神経ネットワークの障害と位置づけた。

　近年，語義失語の総説を記した山鳥（2011）[12]によれば，語義失語では，語の復唱がよく保たれ，わからない語句（主に具体語）だけを抜き出して復唱するところに言語症状の特異性がある。語義失語では理解障害が語に限定している点に特徴があり，それは井村がその類似性を論じたGoldsteinの混合型超皮質性失語ともKleistの失名辞失語とも異なる特有の際だつ症状と考えられる。

II．典型語義失語例の言語症状の特徴抽出

　田辺ら（1992）[2]によって再整理された語義失語の典型像を示すSDの言語症状について，言語症状と神経心理学的検査にみられる所見から列挙する。これらの検査はほとんどが簡便なものであるが，他の失語症と語義失語との鑑別にきわめて有用である。

❶ 自発話における典型症状

　発話表出面に現れる症状では，喚語困難が認められ，流暢性の発話で多少迂言を呈する点や語性錯語を生ずる点は，健忘失語と同様である。しかし，もっとも顕著な自発話の特徴は，語音認知が良好で，復唱が保たれ，意味のわからない単語に対するその語を的確に復唱し反問する態度である。利き手を尋ねられ，「え，ききて，ききてって何ですか？」と即座に戻ってくる返答である。井村[4]が反問性の反響語と名付けたこの症状は，反響的な特徴を持つ。反問という形をとらず，了解困難な単語を反響的に「××というのがわからない」と直接述懐する場合もある。さらに反響的に繰り返し，その語を思い出す手がかりにしている場合も見受けられるが，そのような態度は他の原因疾患に伴う超皮質性感覚失語においてむしろ特徴的である[13]。

❷ 呼称課題における障害

　具体語の想起に障害が現れる語義失語の特徴をもっとも強く反映する課題が呼称である。絵や対象物の命名を行う呼称では，語義の障害のひとつである失名辞が認められる。一般に失名辞では，語頭音による手がかりが語想起の手助けとなり，その代表的な症状はtip of tongue（TOP）現象であり，語頭音が提示されるや否や単語が産生される。一方，語義失語例ではそのような語頭音による手がかりが無効となる現象が認められる。例えば鏡を渡すと「メガネですか？」と答え，＜かが＞と語頭音を与えると「カガメガネですか」とまったく語頭音効果がみられないばかりか，非実在の語を産生してしまう[2]。

　語義失語検査としては，カテゴリー特異性を調べる目的で作られた線画（色見本を含む）90単語検査がある[14]

図1

シートに10個の同一カテゴリーの単語が並び,各線画に対し呼称・聴覚提示した単語を指示・カテゴリー名を呼称する課題が含まれる。呼称できない語には語頭音(初頭の数音節)を提示する。カテゴリーは乗物・楽器・動物・加工食品・日用品・野菜/果物・スポーツ・色・身体部位の9種類。

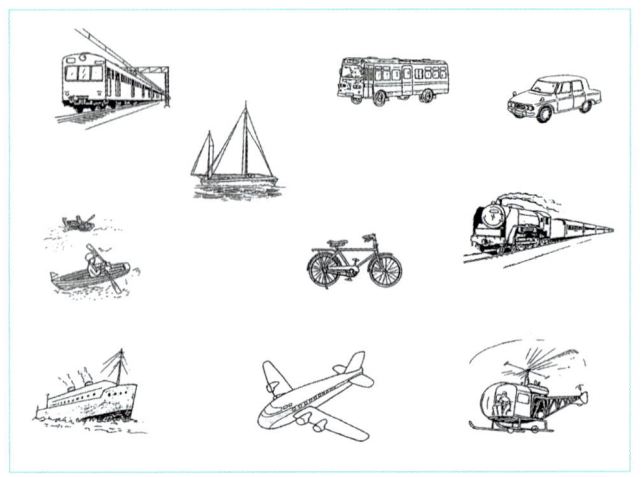

【図1】90単語線画呼称・指示検査
(伊藤皇一, ほか:語義失語における意味カテゴリー特異性障害.
失語症研究, 14:221-229, 1994において用いられた課題)

(図1)。これは動物・野菜/果物・日用品・身体部位・色など9種類のカテゴリーに属する具体語が検査される。語義失語を呈するSDでは,具体語の呼称障害が顕著であるが,それらを束ねる上位概念は初期には保たれる。しかし,進行するにつれて,上位概念にも障害が認められるようになる。またその崩壊過程は,近接した概念の区別が困難になるという特徴を示している[15](表1)。さらに典型語義失語例では,初期には色・身体部位・乗物・日用品などのカテゴリーが比較的保たれ,楽器・食品・野菜果物などで障害が著しいと報告された[14]。その後SDの認知神経心理学的な研究が進むにつれ,SDにおいて障害を受けやすい語や対象物への検査成績については,以下の4つの側面,すなわち1) 意味記憶障害の重症度,2) 対象への親密度,3) 対象の典型性,4) 求められる情報の特異性に影響を受けることが明らかとなった[16]。我々の経験からも,SDにお

【表1】初期SD例のカテゴリー名呼称成績の経時的変化
（初診時60歳男性右利き　教育年数16年）

	X年（60歳）	X+1年（61歳）	X+3年（63歳）
（楽器）	楽器	音楽，…楽器	歌うヤツ
（動物）	動物	動物	動物
（食品）	食品	食事，食事用品	食べる仲間
（野菜/果物）	果物・食料品	果物・植物・食べ物	食事のときの仲間
…	…	…	…
Total score	9/9	9/9	6/9
呼称成績	70/90	71/90	64/90
指示成績	84/90	85/90	75/90

本例は，比較的緩徐な成績低下を示し，初診時は全カテゴリー名（上位概念）を回答できたが，進行とともに語彙が減少し，カテゴリー間の区別も曖昧になってきた。

（小森憲治郎，ほか：Semantic dementia により失われるもの―日本語に現れる選択的意味記憶障害―．第17回認知神経心理学研究会プログラム・抄録集，2014参照）

ける語義失語では親密度（頻度）効果がどの時期にも認められるが，色・身体部位など側頭葉前方部の影響を免れやすい脳領域に神経基盤を持つと考えられるカテゴリーは比較的進行期まで保たれるのに対して，加工食品は早期から頻度に関わりなく障害されるという特徴を示す[17]。

③ 単語指示課題における障害

語義失語例では，障害される語については語の想起も，また語の再認にあたる指示課題においても適切な対象を選ぶことができない。複数の線画の中から聴いた単語を指す，単語指示検査における典型語義失語例の特徴は，障害される語に一貫性があり，再検査によっても原則変動しない。しかし，単語指示検査の成績は呼称に比べると軽度であり，SLTAの単語理解などの検査項目では明らかとならない場合もある。より親密度の乏しい語の理解が障害されるため，「爪楊枝」「ホッチキス」「鍵」などの比較的低頻度の語や「利

> **KeyWord**
> **＊親密度**
> **(familiarity)**
> 辞書などに収録された語彙に対して，どれくらいなじみを持っているかを多数の健常被験者に主観的に評定を求め定めた指標。近いものとして頻度(frequency)があり，こちらは新聞・雑誌などの情報媒体で使用される語彙についてその頻度をカウントしたもの。

き手」などの慣用複合語を用いることにより確かめることができる。

　語義失語における理解障害の特徴は，純粋に単語レベル（語義）にとどまる点にある。そのため語義の障害に対し，文レベルの理解障害は軽度にとどまる。この特徴は統語理解を調べるトークンテストの成績に現れる。語義失語を呈する初期のSD例におけるトークンテストの成績は良好で，「もし……ならば」「…以外の…」「ゆっくりと，…早く」など，その統語構造にさらに注意を喚起する必要がある語や構文の意味が理解できない場合にのみ誤りが生ずる。この課題における比較的簡単な統語規則の命令には容易に対応できる。教示内容に理解困難な具体語が多いSLTAの「口頭命令に従う」における成績低下とは対照的である。これらの特徴は，文理解が語の理解よりはるかに障害される一般的な超皮質性感覚失語との違いである。

❹ 補完現象の欠如

　田辺が観察した典型語義失語例の顕著な特徴に，諺補完現象の消失という症状がある。慣用句である諺では，「猿も…」「猿も木から…」と句頭が与えられると「落ちる」と自動的にその句を補完する現象（補完現象）がみられる。通常，超皮質性感覚失語では，この補完現象が亢進する一方で，その意味理解をことごとく欠いている。左側頭葉優位のSD例にみられる典型的な語義失語例では，この補完現象そのものが消失するという現象が認められた[18]。田辺らによって作成された諺補完テスト[2]を図2に示す。

　諺は，比較的平易な具体語を使って，隠喩により言外の意味やメッセージを伝える独特の慣用句であるが，韻律にすぐれ，慣れ親しんだ句は，その意味とは別に手続き記憶として保存され容易に取り出される傾向がある。そのため

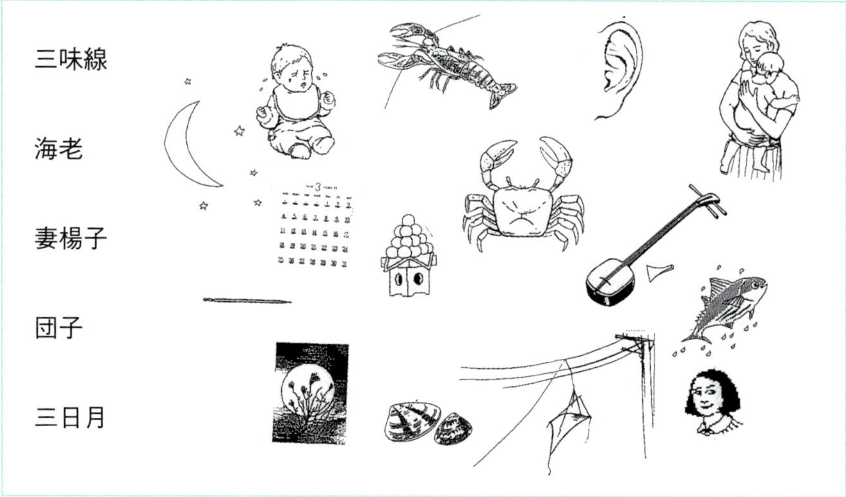

三味線

海老

妻楊子

団子

三日月

【図2】熟字訓の読みと理解の検査

まず熟字訓を視覚提示し,音読を求める。その後,線画シートを提示し,熟字訓(文字)と線画の照合(指示)課題を行う。さらに熟字訓を撤去し,口頭でそれぞれの単語を聴覚提示し線画と照合させる。
(田辺敬貴,ほか:語義失語と意味記憶障害.失語症研究,12:153-167,1992より許諾を得て転載)

理解障害により諺の意味はわからなくても,その句頭が与えられた場合,句を補完しようとする行動がむしろ亢進する。補完現象とは,失語症者に認められる自動的な表出機能の保存や亢進といった現象である。SDにみられる典型語義失語例では,喚語における語頭音効果と同様,諺という高度に手続化された慣用句を取り出す機構までもが障害され,慣用句や単語が音韻形式としての語彙の特性をもはや失っているとも解釈できる[2, 19]。

⑤ 漢字音読障害

語義失語診断の目安となる文字言語障害は,日本語の場合漢字と仮名の扱いに端的に現れる。モーラ単位で文字が

構成される仮名は表音文字であり，一方漢字は，形態素とよばれる意味の単位で構成される。このような日本語の文字言語特性は，失語症診断の助けとなる。音韻処理機能が主に障害される代表的な古典失語型（Broca失語や伝導失語）では，漢字よりも仮名で障害が顕著に現れる。一方，音韻処理機能が保存され意味機能が障害される語義失語では，仮名の操作（読み書き）は保たれ，漢字の読み書きが選択的に障害されるという二重乖離が出現する。しかも漢字がまったく書けない・読めないのではなく，むしろ音価にひきずられた書字（錯書）や音読（錯読）を行う傾向がある。片仮名文字を漢字仮名交じり文に変換する課題において「ツメタイアサカゼガカホニアタル」を「寒体朝風が顔にあたる」または「ヨギリノナカニキエテユク」を「横儀利の中に消えて行く」といった音韻的に検索した漢字を用い逐次的に書く類音的錯書が認められる[20]。また次のような文の読みにおいて「木の葉も大方は散果てて，」を「このはもタイホーはサンカてて」と今では類音的錯読と呼ばれる，訓読みするところを音読みするといった音訓を混同し，熟語の意味を考えず逐次的に読もうとする錯読が認められる[1]。日本語の場合，全体を訓読みする特殊な熟語である熟字訓（案山子・紫陽花）では，類音的錯読が生じやすい。田辺ら[2]は「三味線・海老・団子・三日月・妻楊子（越賀ら，1984[20]が課題として用いた当て字）」を音読させる簡易な課題を用いて，類音的錯読を検出すると同時に，線画の中から該当するものを選択させる文字-線画照合課題により，これらの熟字訓に対する語義の障害を明らかにしようと試みた（図3）。ただし井村[1,3]も，田辺[2]もこの類音的錯読は，語義失語以外の失語症例においても出現するため，注意が必要と述べている。

語義失語における症状を標準的な言語検査を用いて，そ

> **KeyWord**
> * 類音的錯読
> 漢字語において，構成される漢字の読みを類推して単語を読み誤ること。熟語全体で訓読みを行う熟字訓の読みにおいて顕著である（例：案山子→あんざんし）。

補完現象テスト					諺理解検査
1 猿も木から＿＿＿	猿も木からお＿＿＿	猿も木から落ち（　　）			＿＿＿
2 弘法も＿＿＿	弘法もふ＿＿＿	弘法も筆＿＿＿	弘法も筆の＿＿＿	弘法も筆のあや＿＿＿	＿＿＿
3 犬も歩けば＿＿＿	犬も歩けば棒＿＿＿	犬も歩けば棒に＿＿＿	犬も歩けば棒にあた（　　）		＿＿＿
4 取らぬ狸の＿＿＿	取らぬ狸の皮＿＿＿	取らぬ狸の皮算＿＿＿			＿＿＿
5 渡る世間に＿＿＿	渡る世間にお＿＿＿	渡る世間に鬼＿＿＿	渡る世間に鬼は＿＿＿		＿＿＿
6 頭隠して＿＿＿	頭隠してし＿＿＿	頭隠して尻＿＿＿	隠して尻かくさ（　　）		＿＿＿
7 花より＿＿＿	花よりだん（　　）				＿＿＿
8 塵も積もれば＿＿＿	塵も積もればや＿＿＿	塵も積もれば山＿＿＿	塵も積もれば山と＿＿＿		＿＿＿
9 朱に交われば＿＿＿	朱に交わればあ＿＿＿	朱に交われば赤＿＿＿	朱に交われば赤く＿＿＿		＿＿＿
10 急がば＿＿＿	急がばまわ（　　）				＿＿＿

【図3】諺の検査

今から言う諺の続きを教えて下さいと上の句を告げる（補完現象テスト）。さらにすべての句を告げ，その意味を問う（諺理解検査）。またその諺について既知感を問う。図中（　）での正答は補完ありとみなすかどうか検討を要する。

(田辺敬貴，ほか：語義失語と意味記憶障害．失語症研究，12：153-167, 1992 より許諾を得て一部改変)

のプロフィールを報告した笹沼ら[21]は，語義失語例における仮名の読み書きが保たれる一方で，音読み訓読みを有する熟語の混同［例：大方（訓）→たいほう（音）；皮肉（音）→かわにく（訓）］や，書字では着物を気物，金銭を近線といったように同じ音価をもつ他の漢字への錯書（類音的錯書）が生じると整理した。その後，漢字における読み書き障害は，欧米におけるSD例の表層失読を主導したPattersonら（1995）[22]により検討が開始され，伏見らの考案した熟語リスト[23]を用いて，わが国の語義失語例の漢字熟語の表層失読が確認されている[24, 25]。ごく初期のSD例では，類音的錯読が前述のスクリーニング検査では現れない場合があり，読みの典型性や頻度を考慮したリストを用いて表層失読の有無を確認することが望ましい。

> **KeyWord**
> **＊表層失読 (surface dyslexia)**
> 規則的な読みの語や実在しない単語（非語）を読むことができる一方で，例外的な読みを持つ語（例外語）の読みが障害され，規則化錯読が出現する現象で，英語話者に見られる（例：pint (/paint/→/pint/)。日本語の場合には漢字語に現れ，読みが一通りしかない語や，複数あるが大多数の単語で採用される典型読みを行う語では誤りなく読めるが，非典型的な読みを採用している語（例：近道→きんどう）では典型読みに誤る規則化錯読が生じる。

Ⅲ．言語プロフィールからみた典型語義失語像

認知症重症度評価尺度（Clinical Dementia Rating：CDR）＝0.5または1の初期SD 15例について標準失語症検査（SLTA）における言語プロフィールを検討した研究[26]を紹介する。非失語症者の標準値と比較して，SD例では，口頭ないし書字命令に従う，呼称，動作説明，漫画説明，語列挙，短文の復唱，漢字単語書字，漢字書取で有意な低下を認め，単語復唱と仮名の音読は誤りがみられなかった。これらの結果には，語義失語の基本的特徴が如実に表れている。すなわち，SLTAでは，まず語想起に関わる呼称・語列挙・漫画説明・動作説明で明らかな低下を認め，語義理解の障害を反映する口頭ならびに書字命令に従うの成績低下，さらに意味と関連の深い漢字単語の書字・書取の低下を示す。その一方で音韻的側面と関わりの深い単語復唱や仮名音読の保存という語義失語の特徴が鮮明である。他方SLTAでは，単語理解や短文理解などの成績には語義理解障害の特徴があまり反映されない。恐らく初期のSD例では，SLTAで扱われる語彙では容易すぎるためと思われる。SD例の短文の復唱での成績低下は，他の失語型と比べ軽度であるが，これも語義理解の障害のために複雑な文の把持が困難となるためと考えられる。また，計算能力の保存も典型語義失語例の特徴である。

15例中，7例は右側優位の萎縮パターンを示した。SDの右優位萎縮例では，言語障害に先立って熟知の相貌や対象物の同定が困難となる意味記憶障害を呈することが知られている。しかし今回の検討において，左右優位側により差が認められたのは，右優位例のほうが「書字命令に従う」の成績が良好であったことと，左優位例で仮名単語理解の成績が良好であったことのみであった。したがって萎縮側

の左右差に関わらず，語義失語はSDの初期症状として出現することが明らかとなった．ただし左優位例のほうがSLTAのプロフィール上も，より典型的な語義失語像を示すことが確認された．

Ⅳ．症例

典型的な語義失語像を実際の症例を通して，具体的に確認していきたい．本例は先に紹介した研究[25, 26]に含まれる症例であることを断っておく．

症例は54歳右利き男性　会社員　教育年数12年

勤務していた会社では，海外出張の経験もあり，管理職をしていた．勤務態度は真面目で，元来几帳面な性格であった．52歳頃から会議の時に言葉が出ない，また会議で渡された資料の漢字や英語がわからないなどの症状を自覚し，近医を受診した．記銘力の低下や言葉の理解力低下などの症状から認知症が疑われ，54歳時に精査目的で単独でA病院を紹介受診した．

初診時，礼節礼容は保たれ，明らかな神経学的な異常所見はなかった．発話は流暢で，中耳炎の既往があり，本人はそれが原因で脳に影響が及んで聴いた言葉がわからなくなっていると思い込んでいた．鉛筆を見せられて，返答に窮し「記入するやつ」と述べ，書く動作をするが語頭音を与えられても名前を想起できない．また利き手を問われて「え？ききて？」と意味がわからず問い返した．猿も木から…と諺の一部分を提示されても補完することができず，猿も木から落ちるの意味を問われ，「猿が木から落ちるということ」と字義通りの解釈を行った．漢字や英語の理解ができなくなったことや，聴いたことを理解できないことを自覚し，管理職である自分の立場としては，管理するこ

とができなくなったので，1年後には会社を辞めないといけないかもしれないと冷静に述べた後，自分の実家は農業なので，それをすればいいと悲観している様子は伺えなかった。仕事以外にも家族のことや日常生活上の話題では，はきはきと明確に答えた。主治医から聴いた病状に関する情報は，すべて手帳に記入し，次の診察の予定や家族を同伴することにも快く同意した。詳細な神経心理学的評価の後に家族同伴の下で病名が告知され，前頭側頭葉変性症のうち意味性認知症であり，リハビリテーションが重要と告げられた。前頭側頭葉変性症という聞き慣れない，長い単語も誤りなく覚え，診察の都度「私は脳がこわれまして，A病院で前頭側頭葉変性症と診断されまして…」と述べた。典型語義失語例に共通する性格変容について触れた田辺(1992)[27]によれば，接触態度は柔和で礼容のくずれはみられず，課題には熱心に取り組み，Pick病で指摘されるような明らかな脱抑制や考え無精のような人格解体はなく，物や人の名前が思い出せない，人の言っていることがわからないと嘆き，自らの障害を自覚はしているものの深刻味には乏しく，元々の性格と比較すると，明らかな人格変化を有する症例が多かったとあるが，この例もまさにこうした人となりを示していた。

　神経心理学的検査の成績を表2に示す。MMSE=27/30, レーヴン色彩マトリックス検査=35/36，数唱順唱6桁・逆唱4桁，Reyの複雑図形模写35/36・遅延再生31/36と，一般知的機能，言語性短期記憶，視空間認知操作能力，非言語性記銘力等に問題はなく，語産生課題はきわめて低下していたが，興味深い乖離を認めた。すなわちカテゴリー語産生課題の動物名では「犬」「猫」と回答するのが精一杯であったのに対し，語頭音語産生課題「か」では，「かからはじまるとは？」と反問し，再教示を行ったが，「かがく（科

【表2】症例（54歳男性 右利き）の神経心理学的検査結果

検査名	結果
MMSE	27/30 （見当識−1, 遅延再生−2）
RCPM	35/36
数唱	順唱6桁 逆唱4桁
Word fluency	カテゴリー産生 11個/3分（動物：2 野菜・果物：3 乗物：6）
	語頭音産生 14個/3分（か：6 て：4 さ：5）
RCOFT	模写35/36 直後18/36 遅延31/36
トークンテスト	エラー数3/39 エラー項目数7/167
WAIS-R	言語性IQ=81（知識4 数唱12 単語4 算数9 理解7 類似6）
	動作性IQ=99（絵画完成9 絵画配列8 積木12 組合せ10 符号11）
90単語	カテゴリー名呼称6/9 呼称29/90 指示（聴覚理解）74/90
熟字訓	音読1/5 類音的錯読4 文字線画照合1/5 聴覚単語線画照合1/5
諺検査	補完2/10 理解0/10

【略語】MMSE：mini-mental state examination, RCPM：Raven's coloured progressive matrices
ROCFT：Rey-Osterrieth complex figure test, WAIS-R：Wechsler Adult Intelligence Scale Revised

学）」「かへん（可変）」「かしょう（過小）」「かにゅう（加入）」「かこう（加工）」「かき（火器）」と抽象度の高い低頻度語（本人にとっては親密度は高いのか）を次々と列挙した。WAIS-Rでは，言語性IQ81・動作性IQ99と言語性検査の成績低下が目立った。言語性検査では，言語理解（知識・単語ともに評価点4）の低下が著しく，労働者の祭典を聞かれ「さいてんとはどういう意味でしょうか」と反問した。一方，計算・数唱などの機械的な数処理課題で比較的保たれていた。動作性検査では積木12・符号11と，視覚性の推論能力や判断能力が良く保たれているのに対し，線画の意味理解を要する絵画配列でやや低下を認めた。

語義失語検査では，90単語検査の呼称29/90語で語頭音効果は18％と乏しく，聴覚指示課題は74/90語と呼称に比べ保たれていたが，指示できなかった語の中で呼称も指示もできない語の割合（14/16語87.5％）が高かった。

線画10個の各カテゴリー呼称は6/9語と各線画の呼称に比べ良好であった。諺補完課題は2/10句と著しく低下し，できた諺の意味を問うも，字義通りの解釈を行い，またできなかった諺に対して既知感を認めなかった。熟字訓の音読は三味線を「さんみせん」，海老を「かいろう」，妻楊子を「つまようこ」，団子を「だんし」，三日月を「さんにちげつ」と読み，全問で類音的錯読を認めた。文字から適切な線画を選ぶ課題においても正答は三日月のみで，三味線では電線を，海老では鯛を，妻陽子では乳児を抱く女性を，団子では赤ん坊の絵を選んだ。いずれも漢字のもつイメージに左右され，適切な語の意味を理解していないことは明らかであった。

　SLTAでは，呼称・語列挙・漢字単語書字・漫画の説明・動作説明など語想起に関する項目ならびに語理解に関する口頭命令で成績低下が認められる一方，単語復唱・仮名単語書字・仮名1字書取・仮名単語書取など音韻処理機能に関する項目はすべて保たれていた（図4）。書字に関しては意味との関連が深い漢字の低下に比べ仮名では良好といった選択性が認められ，音読に関しては，仮名・漢字の区別なく保たれていた。また，計算はよく保たれており，典型的な語義失語のプロフィールと考えられた。

　さらに，読みの一貫性と頻度を統制した熟語[23]を用いて音読検査を行った。読みの組み合わせが一通りしかない一貫語（医学・多少・信任・満開など），複数ある中で典型的な読みを行う典型語（海岸・楽団・経由・地形など），非典型的な読みを行う非典型語（毛糸・建物・近道・奉行など）の典型性3種類と頻度（高・低）からなる120語の音読を実施したところ，高頻度語では読みの典型性による差はなく，良好であったが，低頻度語では一貫語＞典型語＞非典型語の順で，成績が低下し，典型的な読みを代用する

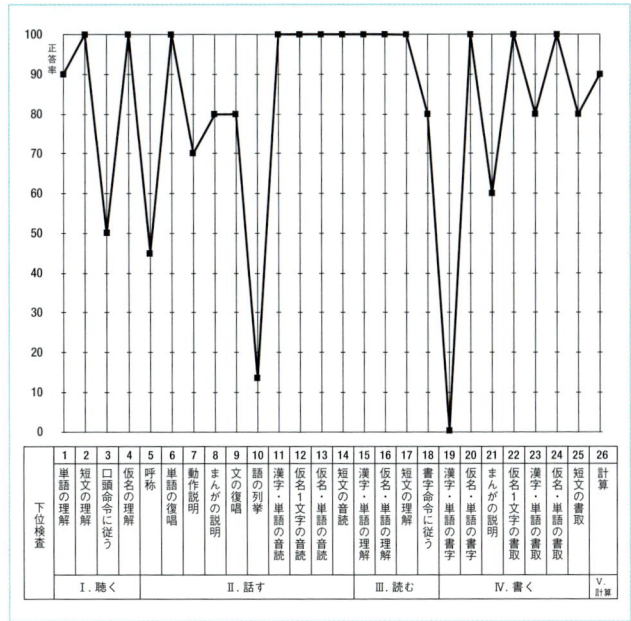

【図4】症例（54歳男性　右利き）のSLTAプロフィール

（例：近道→きんどう，奉行→ほうこう）規則化錯読を認めた。漢字には複数の音価があり，高頻度かつ典型的な読みであれば，意味の助けなしに適切な音価を選択できるが，低頻度の語の場合には，意味の助けが不可欠である。このような低頻度・非典型語で成績がもっとも低下する表層失読を示した。表層失読は典型語義失語例の漢字熟語の読みに現れる。表層失読をSDの意味障害の最大特徴としてモデル化したPatterson [22, 24] も日本語の漢字の読みにおける典型性効果にもっともよく現れると評している。

　初診時の神経画像所見は，左優位の側頭葉前方部に著明な萎縮を認め，左頭頂葉にも軽度の萎縮を認めた。脳血流SPECTでは，左半球の前頭-側頭葉前方部と左基底核の

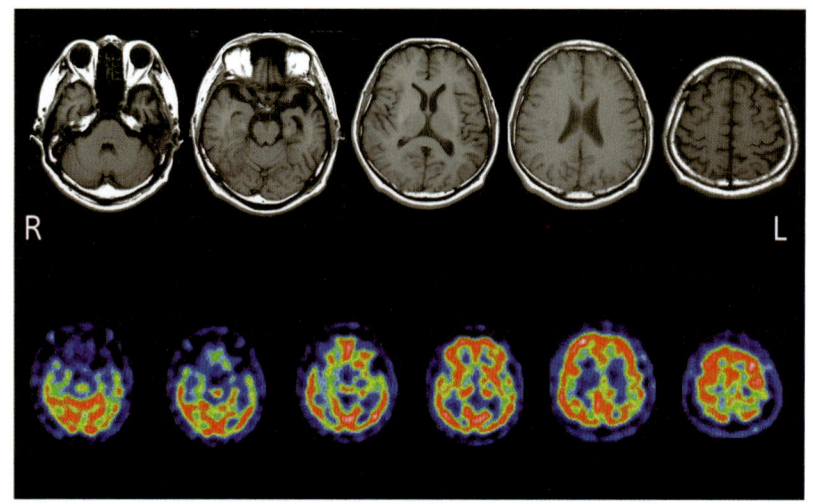

【図5】症例（54歳男性　右利き）の頭部神経画像所見
上段：MRIでは，左側頭葉前方部に著明な萎縮部位が認められた。
下段：脳血流SPECT（HMPAO）では左優位の側頭葉前方部，ならびに左頭頂葉に低灌流域を認めた。

血流低下ならびに左頭頂葉の血流低下が認められた（図5）。本例では左側頭葉優位の前方部に加え，左頭頂葉にも血流低下部位が認められたが，それに相当する頭頂葉症状は認められなかった。

V．その他の病因に伴う語義失語

　語義失語ならびに近縁の症状を呈した例は，変性疾患であるSD以外にも認められる。ヘルペス脳炎例[28〜32]，脳外傷例[21, 33, 34, 35]，血管障害例[1, 36, 37, 38]などが報告されている。個々の症例により損傷領域が異なるため，それぞれの病因による特徴を安直に類型化することは困難である。典型例の特徴に近いものから，一部の症状のみが際だつ例まで多様である。語義失語として紹介されている例では「×

×とは何ですか？」という反問性の反響語や，漢字に選択的な類音的錯読が共通して認められるが，明らかな非言語性の知的能力や近時記憶に障害をもつ例も含まれている。しかしながら，これらの症例では，語頭音効果や補完現象がかなり認められるものや，理解成績に浮動性を認めるものなど，理解障害の特徴には典型例とは異なる症状が報告されている。ここで，注目したい点は，健忘失語の二方向性失名辞（two way anomia）として報告されているものが相当数認められ[29,36,37,39]，それらはしばしばカテゴリー特異的な障害を伴っている。Goldstein（1948）[40]の範疇的態度の障害として説明される健忘失語における二方向性失名辞[41]については，海外でも数多くの報告があり，Yamadori & Albert（1973）[42]の脳外傷例での詳細な報告以来，わが国においても健忘失語の特性を理解するための概念として確立している。

こうした症例では語が産生されないのみならず，語の理解である聴覚的に提示された語と対象との照合（指示課題）に失敗する。「椅子（chair）」はどれかと尋ねられても，椅子を指し示すことができない。ところが「これは椅子（chair）ではないか」と尋ねると「はい。椅子に座ります」と平然と返答する[42,43]。この場合の語の再認能力は，語が使用される状況や文脈に大きく依存する。こうした二方向性失名辞を示す健忘失語例の特徴は範疇的態度の障害と呼ばれ，語のもつ抽象性が損なわれた結果，具体的な指示には対応できるにも関わらず，その語が命題的に扱われたときに著しい了解困難に陥る。これら二方向性失名辞での理解障害には，再検査の成績が試行毎に浮動性を示す点で，典型語義失語例との違いを確認することができる[39]。

範疇的態度とは，対象のもつさまざまな属性を抽出し，ひとつの属性から次の属性へと視点を転換し，それらに共

> **KeyWord**
> **＊二方向性失名辞（two way anomia）**
> 呼称と理解の双方向で困難を示す状態。健忘失語では，語のもつ抽象性や範疇的なとらえ方が失われる結果，その語を聞いても，具体的な対象をイメージできない場合がある。しかし，健忘失語では，理解困難を示した単語がより具体的な指示で提示された場合には，問題なく対応できる。再検査時に理解成績が変動する浮動性も特徴に挙げられる。

通の属性を統合的に理解する能力である．例えば，赤い，甘い，すっぱい，丸い，固い，かじると音がするなどの属性から「りんご」という概念へ到達する，またはその言葉から，各属性を思いつくことができるということが「りんご」に対する範疇的態度である．健忘失語例では，こうした態度が損なわれ，限られた属性からしか対象にアクセスできない状態となっている．また，固有の対象にこだわり，いつも使っている椅子ならばわかるが，形の違う椅子では椅子かどうか自信をもてないといった態度となる．反響的に繰り返す，あるいは漢字で書くことにより，理解に到達するというような健忘失語の特徴を，語義失語とみなすかどうかについては，本章の趣旨ではなく，意味の障害を論じた他章にゆずる．ただ典型例の進行性に重症化する語義理解障害を理解する上で，こうした軽度の理解障害の病態をも視野に入れておく必要はあると考えられる．

おわりに

これまでのところ語義失語の典型例は左優位の側頭葉前方部の葉性萎縮例，すなわち意味性認知症（SD）以外の症例ではみられない．また，SDが，前頭側頭葉変性症の中で唯一神経病理学的にも一貫した病理背景（TDP43）をもつ疾患である可能性が確立されつつある現在[44〜47]，わが国で早くから概念化が試みられた「語義失語」を理解することは，臨床家にとって特徴的な変性疾患の言語症状を誤りなく判断するための重要なスキルとなる．

文　献

1) 井村恒郎：失語—日本語に於ける特性—. 精神神経学雑誌, 47：196-218, 1943.
2) 田辺敬貴, 池田　学, 中川賀嗣, ほか：語義失語と意味記憶障害.

失語症研究, 12：153-167, 1992.
3) 井村恒郎：失語の意味型—語義失語について—. 精神医学研究2. みすず書房, 東京, pp.292-303, 1967.
4) 井村恒郎：失語症. 異常心理学講座第5巻. みすず書房, 東京, 1954.（井村恒郎：精神医学研究2. みすず書房, 東京, pp.142-195, 1967.）
5) 松原三郎, 榎戸秀昭, 鳥居方策, ほか：語義失語を呈した初老期痴呆の1例. 失語症研究, 4：59-69, 1984.
6) 倉知正佳, 松原三郎：Pick病の臨床・病理と画像診断所見. 神経心理, 4：10-18, 1991.
7) 伊藤皇一, 田辺敬貴, 播口之朗, ほか：語義失語とPick病. 大阪回生病院臨床集報, 50：77-84, 1990.
8) Pick, A.：Beiträge zur Pathologie und pathologischen Anatomie des Centralnervensystems mit Bemerkungen zur normalen Anatomie desselben. S. Kager, Berlin, 1898.
9) Warrington, K.：The impairment of semantic memory. Quarterly Journal of Experimental Psychology, 27：635-657, 1975.
10) Snowden, J.S., Goulding, P.J., Neary, D.：Semantic dementia：A form of circumscribed cerebral atrophy. Behavioural Neurology, 2：167-182, 1989.
11) Hodges, J.R., Patterson, K., Oxbury, S., et al.：Semantic dementia；Progressive fluent aphasia with temporal lobe atrophy. Brain, 115：1783-1806, 1992.
12) 山鳥　重：語義失語. BRAIN and NERVE, 63：811-820, 2011.
13) 中川賀嗣, 田辺敬貴, 池田　学, ほか：超皮質性感覚失語像について. 神経心理学, 10：77-86, 1994.
14) 伊藤皇一, 中川賀嗣, 池田　学, ほか：語義失語における語の意味カテゴリー特異性障害. 失語症研究, 14：221-229, 1994.
15) 小森憲治郎, 森　崇明, 豊田泰孝, ほか：Semantic dementiaにより失われるもの—日本語に現れる選択的意味記憶障害—. 第17回認知神経心理学研究会プログラム・抄録集, 2014.
16) Patterson, K., Nestor, P.J., Rogers, T.T.：Where do you know what you know? The representation of semantic knowledge in the human brain. Nature Rev Neurosci, 8：976-987, 2007.
17) 小森憲治郎, 池田　学, 田邉敬貴：原発性進行性失語. 言語コミュニケーション障害の新しい視点と介入理論（笹沼澄子, 編）.

医学書院, 東京, pp.221-238, 2005.
18) Nakagawa, Y., Tanabe, H., Ikeda, M., et al. : Completion phenomenon in transcortical sensory aphasia. Behav Neurol, 6 : 135-142, 1993.
19) 池田　学, 田辺敬貴, 橋本　衛, ほか：語義失語とpriming―潜在記憶と顕在記憶の観点から―. 失語症研究, 15：235-241, 1995.
20) 越賀一雄：語義失語の一例. 大脳病理と精神病理のあいだ. 金剛出版, 東京, pp.183-195, 1982.
21) Sasanuma, S., Monoi, H. : The syndrome of Gogi (word-meaning) aphasia : Selective impairment of kanji processing. Neurology, 25 : 627-632, 1975.
22) Patterson, K., Suzuki, T., Wydell, T., et al. : Progressive aphasia and surface alexia in Japanese. Neurocase, 1 : 155-165, 1995.
23) Fushimi, T., Ijuin, M., Patterson, K., et al. : Consitency, frequency, and lexicality effects in naming Japanese Kanji. J Exp Pschol Hum Percept Perform, 25 : 382-407, 1999.
24) Fushimi, T., Komori, K., Ikeda, M., et al. : Surface dyslexia in a Japanese patient with semantic dementia : Evidence for similarity-based orthography-to-phonology translation. Neuropsychologia, 41 : 1644-1658, 2003.
25) Fushimi, T., Komori, K., Ikeda, M., et al. : The association between semantic dementia and surface dyslexia in Japanese. Neuropsychologia, 47 : 1061-1068, 2009.
26) Ikeda, M., Kitamura, I., Ichimi, N., et al. : Gogi aphasia : The early description of semantic dementia in Japan. Acta Neuropsychologica, 9 : 133-140, 2011.
27) 田辺敬貴：語義失語症者・その人となり―器質性病変と性格の変容―. 神経心理学, 8：43-42, 1992.
28) 藤井　薫, 諸熊　修：語義失語症の1症例. 精神医学, 1：431-435, 1959.
29) 藤野　博, 岩倉稔子, 渋谷直樹：いわゆる範疇的態度の障害による健忘失語の1症例. 失語症研究, 11：230-236, 1991.
30) Jibiki, I., Yamaguchi, N. : The Gogi (word-meaning) syndrome with impaired kanji processing : alexia with agraphia. Brain Lang, 45 : 61-69, 1993.

31) Tanabe, H., Nakagawa, Y., Ikeda, M., et al. : Selective loss of semanticc memory for words. In : Brain Processes and Memory (eds Ishikawa, K., MaGaugh, J.L., Sakata, H.). Elsevier, Amsterdam, pp.141-152, 1996.
32) 加藤元一郎：カテゴリー特異的意味障害．言語コミュニケーション障害の新しい視点と介入理論（笹沼澄子，編）．医学書院，東京，pp.33-56, 2005.
33) 諏訪　望：思考言語過程の障害としての失語症状．精神神経学雑誌, 47：605-633, 1943.
34) 大熊輝雄，下山尚子：頭部外傷後特異な言語障害を示した1症例について―言語障害と知性障害との関係を中心に―．精神神経学雑誌, 71：32-47, 1969.
35) 鳥居方策，安藤克己，平口真理，ほか：頭部外傷と言語障害―いわゆる知性的言語障害を呈した2例を中心に―．金医大誌, 1：100-110, 1976.
36) 脇阪圭子，山鳥　重，遠藤美枝：二方向性障害を持つ健忘失語の一例．失語症研究, 7：307-312, 1987.
37) 松田　実，水田秀子，原　健二，ほか：語義理解障害を中核症状とする超皮質性感覚失語の3例．失語症研究, 13：279-287, 1993.
38) 中島明日佳，船山道隆，小嶋知幸，ほか：語義失語あるいは超皮質性感覚失語の語義理解障害をどう考えるか．高次脳機能研究, 31：439-448, 2011.
39) 山田典史，田辺敬貴，数井裕光，ほか：二方向性健忘失語と語義失語の比較検討．脳神経, 47：1059-1067, 1995.
40) Goldstein, K. : Language and Language Disturbances. Grun & Stratton, New York, pp.246-291, 1948.
41) Geschwind, N. : The variety of naming errors. Cortex, 3：96, 1967.
42) Yamadori, A., Albert, M.L. : Word category aphasia. Cortex, 9：112-125, 1973.
43) 山鳥　重：言葉と脳と心；失語症とは何か．講談社現代新書，東京，pp.25-57, 2011.
44) Sakurai, Y., Tsuchiya, K., Oda, T., et al. : Ubiquitin-positive frontotemporal lobar degeneration presenting with progressive Gogi (word-meaning) aphasia. A neuropsychological,

radiological and pathological evaluation of a Japanese semantic dementia patient. J Neurol Sci, 250 : 3-9, 2006.
45) Knibb, J.A., Xuereb, J.H., Patterson, K., et al. : Clinical and pathological characterization of progressive aphasia. Ann Neurol, 59 : 156-165, 2006.
46) Snowden, J., Neary, D., Mann, D. : Frontotemporal lobar degeneration : clinical and pathological relationships. Acta Neuropathol, 114 : 31-38, 2007.
47) Yokota, O., Tsuchiya, K., Arai, T., et al. : Clinicopathological characterization of Pick's disease versus frontotemporal lobar degeneration with ubiquitin/TDP-43-positive inclusions. Acta Neuropathol, 117 : 429-444, 2009.

第Ⅱ章 超皮質性失語の臨床型

混合型超皮質性失語

横浜市立脳卒中・神経脊椎センターリハビリテーション部　浦野　雅世

> **臨床に役立つ ワンポイント・アドバイス**
> One-point Advice
>
> 　混合型超皮質性失語とは，他の言語機能が全廃でありながら，復唱のみが保存されている失語型である．復唱が保存される神経解剖学的基盤としては，Wernicke野，Broca野，弓状束は保存されていながらも，概念中枢や発話開始に必要な周辺領域の損傷により，主要言語領域が孤立するという，いわゆる離断学説で説明可能なものもあるが，左半球広汎病変例では，復唱機能における右半球の関与を考慮する必要がある．左半球の損傷の程度には形態画像のみならず機能画像での検証が重要であり，混合型超皮質性失語の発現には，言語領域を含む/含まないにかかわらず，ある程度広汎な病変が必要であるといえる．音読や呼称，書き取りが保たれた報告例，さらには復唱時に文法的誤りを訂正することが可能な症例が文献には記載されているが，そのメカニズムを病変部位で明確に説明することは難しい．

Ⅰ. 混合型超皮質性失語とは

　Lichtheim[1]は，復唱が保存された失語群の検討から，非流暢な発話と正常な理解を呈する失語，すなわち現在の超皮質性運動失語と，流暢な発話と理解障害，すなわち現在の超皮質性感覚失語の症状が同時に発現しうると述べた．そしてその場合は，復唱が保存されながらも，非流暢性発話と聴覚的理解障害が出現するという組み合わせであるとも述べた．

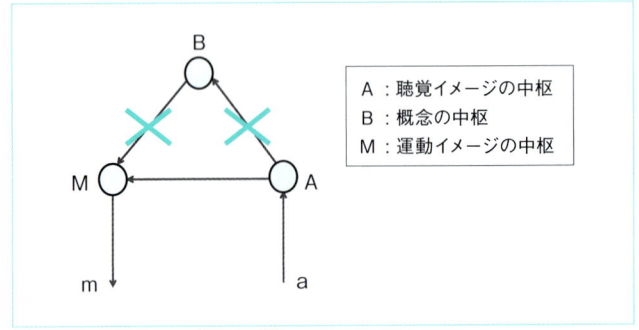

【図1】Lichtheimの模式図
(Lichtheim 1885をもとに著者改変)

　これをLichtheimの模式図で考えてみることにする（図1）。Lichtheimは，超皮質性運動失語は概念から運動イメージへの中枢を結ぶ経路，超皮質性感覚失語は聴覚イメージから概念の中枢を結ぶ経路の損傷により生じると考えたが，混合型超皮質性失語はこの両者が同時に損傷されたものということになる。ただし，Lichtheim自身はこの模式図の中で混合型超皮質性失語については言及していない。

　混合型超皮質性失語という命名を刻印したのはGoldstein[2]である。表出面では自発話の顕著な減少，発話発動性の低下，努力性発話ではあるが，構音は正常とされている。そして反響言語が特徴であり，音韻性/意味性錯語はあっても少ないとされている。呼称が保存された症例も散見される[3～5]が，ほとんどの報告例で重度の呼称障害を呈し，その一方で復唱が比較的良好に保存されている。また，理解を伴わない音読や書き取りが保存された報告例もある。理解面の障害は重度で，検査はおろか簡単な会話の理解も困難な症例が多くみられる。すなわち，復唱が保たれていることを除けば，全失語に準ずる重度の失語群であるといえる。

II. なぜ復唱が保たれているのか

　復唱の保持は混合型超皮質性失語の神経解剖学的基盤や障害メカニズムを考える上で極めて重要なポイントであるといえる。解釈は大きく分けて以下の2つとなる。第一に，Broca野，Wernicke野，およびそれを結ぶ領域が保存されているか，あるいは部分的な損傷であり，かつ他の領域から切り離されている場合，自発話や聴覚的理解能力が消失しても，復唱のために機能するという，いわゆる「言語野孤立症候群」として説明するもの，そして第二に，復唱は右半球の媒介によりなされている，という解釈である。

III. 神経解剖学的基盤

　神経解剖学的基盤については，まず，多発性ないしはびまん性病変とされるもの，前方と後方の境界領域を損傷するような病変が挙げられる[6,7]。このような病変は，いわゆる「言語野孤立症候群」としての説明を可能ならしめるものといえよう。一方，シルヴィウス裂周辺領域全体を損傷するような広汎病変の報告例も少なくない[8,9]が，このような症例では復唱が右半球で担われているという説明を可能にすると思われる。全体としてはこの2つのパタンが多いように思われるが，この他，大脳基底核病変や視床病変の報告例[9~12]，Alzheimer病やCreutzfeldt-Jakob病の末期の症状としても文献例には記載がみられる[13,14]。また，形態画像では基底核病変や，前方ないしは後方のみの単一病変例であるかのように見える報告例であっても，機能画像により左半球広汎に広がる病変が確認された症例もある[12,15,16]。

　このように先行研究を概観すると，混合型超皮質性失語

> **KeyWord**
> *言語野孤立症候群
> 前方と後方の言語中枢は保存されながら，脳の他の領域から切り離された結果，すなわち言語領野の孤立により復唱のみが保存されること。

> **KeyWord**
> *復唱における右半球の関与
> 超皮質性感覚失語例へのアミタールテストの結果，右半球への注入では復唱機能が消失，左半球への注入では変化なしとする報告[27]に加え，機能画像研究の結果からも明らかにされている[28~30]。

の発現には，言語野周辺領域を含む/含まないにかかわらず，ある程度の広汎病変が必要であるということがみてとれる。

IV. 混合型超皮質性失語の発現頻度

失語症者全体に占める割合としては1％程度であるという報告がある[17, 18]。また，超皮質性失語患者内における，混合型超皮質性失語の占める割合については，24％という記載がある[9]。

V. 混合型超皮質性失語の亜型

Heilman[3]は，超皮質性失語症例における呼称成績と復唱中の統辞的誤りの訂正（復唱課題の際にわざと文法的に誤った文を提示し，それを正しい文に訂正して復唱すること）に注目し，3つの亜型に分類した。

しかし，Heilmen[3]の提唱した亜型をもとに，統辞的誤りの修正について言及された文献例の分類を試みても，3型の違いを病巣で明確に説明することは難しい[19〜22]。また，文の統語的特性が，その意味から独立して表象されているのだとしても，おしなべて意味が重篤に障害されている混合型超皮質性失語において，なぜ文法的誤りを修正できる症例とできない症例が存在するのかという問題も依然残されたままである。

> **KeyWord**
> *亜型
> 呼称と統辞的誤りの修正の可否に注目し，Ⅰ型（統辞的誤りの修正可，呼称不可），Ⅱ型（統辞的誤りの修正不可，呼称不可），Ⅲ型（統辞的誤りの修正可，呼称可）に分けられた[3]。

VI. 自験例[23]

60代右手利き男性（血縁者に左手利き素因なし）。心原性脳塞栓を発症し，某院を経て発症4ヵ月後に筆者の勤務

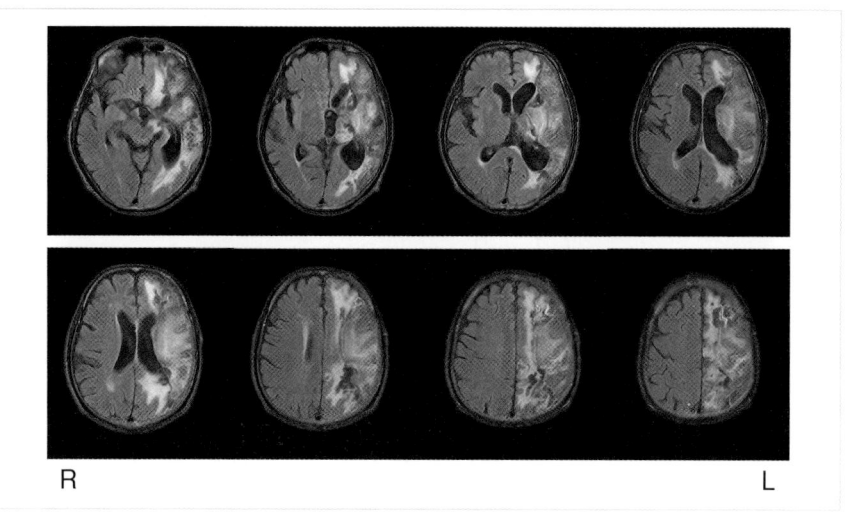

【図2】症例のMRI画像（発症4ヵ月時）
（浦野雅世,ほか：左半球広汎病変により混合型失語を呈した1例.神経心理学, 26：204-209, 2010より許諾を得て転載）

先の病院に転入院された。神経学的には顔面を含む右片麻痺，右同名半盲，神経心理学的には後述する混合型超皮質性失語に加え観念・観念運動失行，構成障害，口舌顔面失行，右半側空間無視を認めた。レーヴン色彩マトリックス検査は12/36正答であった。

発症4ヵ月時のMRI画像（図2）では，左MCAおよびACA領域に及ぶ巨大な梗塞巣を認め，一部出血性梗塞となっていることが確認された。

理解面では聴覚/視覚両経路とも2択での線画や物品の指示も極めて困難であった。表出面では自発的に話すことはほとんどなく，問いかけに対して「いや」「ああ」の相槌や音綴断片，聞き手の質問を取り込んだ反響言語がみられるのみであった。補完現象が認められ，文節や句の刺激のみならず，単語1語でも誘発されることがあった（例：

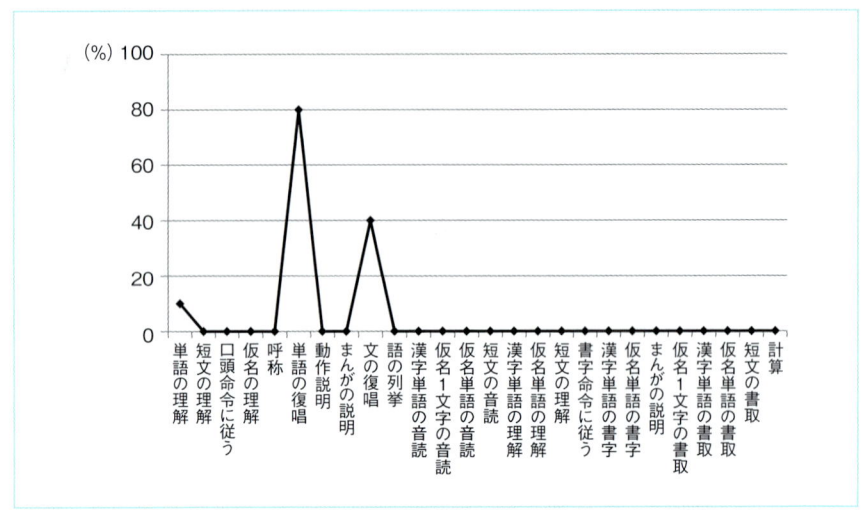

【図3】症例の標準失語症検査（SLTA）結果
(浦野雅世, ほか: 左半球広汎病変により混合型失語を呈した1例. 神経心理学, 26: 204-209, 2010より許諾を得て転載)

「私の言ったものを指差してください，じゃあマッチ」→"イッポンカジノモト"）。復唱は単語〜4文節程度が理解を伴わずに可能で，非語復唱も2〜3モーラ語が可能であった。系統的ではないが，いくつか統辞的誤りのある文章を提示したところ，それらを訂正することは不可であった。標準失語症検査（SLTA）の結果を図3に示した。

本例は左半球広汎病変であり，復唱機能の保存を離断学説で説明することは困難であると考えられる。右半球の関与を考える必要があるといえる。

VII. 回復・機能的予後について

まず，皮質下病変例では軽度の失名辞と散発的な錯語程度に回復することがあるという報告がある[9]。これについ

てはdiaschisisの改善によるところが大きいのではないかと推察される．また，発症初期から歌唱能力とプロソディが保存されていれば予後良好の可能性がある，とする報告もある[24]．おそらくこれについては，右半球がある程度機能していることが回復に寄与するという考えから生じたのではないかと推察される．しかし，筆者の自験例を通じての経験的印象としては，そう一概には言えないように思われる．

また，近年の報告では，左分水嶺領域損傷による超皮質性失語では，初期には全例で混合型超皮質性失語を呈するものの，経過とともに前方病変例は超皮質性運動失語，後方病変例は超皮質性感覚失語に変化するという報告[25]，分水嶺領域の超皮質性失語の長期予後は良好であるとする記載[25,26]もあるが，やはり一概には言えないというのが筆者の印象である．

まとめ

混合型超皮質性失語とは，呼称，聴覚的理解が極めて不良でありながら，復唱のみが良好に保存された失語群である．亜型の存在については，必ずしも病変の差異で説明することはできず，個人差（側性化や脳損傷後の言語資源の利用の仕方など）によるところが大きいのかもしれない．いずれにせよ，他の言語機能が重度でありながら，復唱のみが突出して保たれているということから，音韻機能の側性化における右半球の役割について重要な示唆を与えてくれる失語群であるといえる．

文　献

1) Lichtheim, L. : On aphasia. Brain, 7 : 433-484, 1885.

2) Goldstein, K. : Die Transkortikalen Aphasien. Ergebnisse Neurologie und Psychiatrie. G.Fischer, Jena, 1917.
3) Heilman, K.M. : Transcortical sensory aphasia. Paper presented the 37th meeting of the American Academy of Neurology, Dallas, Texas. Neurology, 35 : 48-49, 1985.
4) Kapur, N., Dunkley, Y. : Neuropsychological analysis of a case of crossed dysphasia verified at postmortem. Brain Lang, 134-147, 1984.
5) Fujii, T., Yamadori, A., Fukatsu, R., et al. : Crossed mixed transcortical aphasia with hypernomia. European Neurology, 37 : 193-194, 1997.
6) Geschwind, N., Quadfasel, F.A., Segarra, J.M. : Isolation of the speech area. Neuropsychologia, 6 : 327-340, 1968.
7) Benson, D.F. : Aphasia. In : Clinical neuropsychology (eds Heilman, K.M., Valenstein, E.) . 3rd ed., Oxford University Press, Oxford, pp.17-36, 1993.
8) Brown, J.W. : The problem of repetition. A study of "conduction" aphasia and the "isolation" syndrome. Cortex, 11 : 37-52, 1975.
9) Berthier, M.L., Starkstein, S.E., Leiguarda, R., et al. : Transcortical aphasia : importance of the nonspeech dominant hemisphere in language repetition. Brain, 114 : 1409-1427, 1991.
10) Ali Cherif, A., Labrecque, R., Pelissier, J.F., et al. : Encéphalopatie souscorticale de Binswanger. Étude d'un cas comportant une atteinte hémisphérique gauche nettement prédominante. Revue Neurologique, 135 : 665-679, 1979.
11) McFarling, D., Rothi, L.J., Heilman, K.M. : Transcortical aphasia from ischaemic infarcts of the thalamus : A report of two cases. Journal of Neurology, Neurosurgery, and Psychiatry, 45 : 107-112, 1982.
12) Maeshima, S., Kuwata, T., Uematsu, Y., et al. : Transcortical mixed aphasia in a case of thalamic glioblastoma. Aphasiology, 8 : 197-204, 1994.
13) Au, R., Obler, L.K., Albert, M.L. : Language in aging and dementia. In : Acquired aphasia (ed M. Tayler Sarno) . 2nd ed., Academic Press, San Diego, CA, pp.405-423, 1991.
14) Kataki, M., Winikates, J., Kirkpatrick, J., et al. : Longtitudial

study of aphasia in Creutzfeld-Jakob disease. Neuropsychiatry, Neuropsychology, and Behavioral Neurology, 9 : 284-287, 1996.
15) Rapcsak, S.Z., Krupp, L.B., Rubens, A.B., et al. : Mixed transcortical aphasia without anatomical isolation of the speech area. Stroke, 21 : 953-956, 1990.
16) 前島伸一郎, 駒井則彦, 中井三量, ほか : 左頭頂後頭葉皮質下出血で生じた混合型超皮質性失語の一例. 失語症研究, 10 : 205-209, 1990.
17) Kertesz, A., Harlock, W., Coates, R. : Computer-tomographic localization, lesion size and prognosis in aphasia and non-verbal impairment. Brain Lang, 8 : 34-50, 1979.
18) Willmes, K., Poeck, K. : To what extent can aphasic syndromes be localized? Brain, 116 : 1527-1540, 1993.
19) Whitaker, H. : A case of isolation of language function. In : Studies in neurolinguistics (eds Whitaker, H., Whitaker, H.A.). Vol.1, Academic Press, New York, pp.1-58, 1976.
20) Davis, L., Foldi, N.S., Gardner, H., et al. : Repetition in the transcortical aphasias. Brain Lang, 6 : 226-238, 1978.
21) Pulvermüller, F., Schonle, P.W. : Behavioral and neuronal changes during treatment of mixed transcortical aphasia : A case study. Cognition, 48 : 139-161, 1993.
22) Heilman, K.M., Tucker, D.M., Valenstein, E. : A case of mixed transcortical aphasia with intact naming. Brain, 99 : 415-426, 1976.
23) 浦野雅世, 穴水幸子, 三村 將 : 左半球広汎病変により混合型失語を呈した1例. 神経心理学, 26 : 204-209, 2010.
24) Jacome, D.E. : Aphasia with elation, hypermusia, musicophilia and compulsive whistling. Journal of Neurology, Neurosurgery, and Psychiatry, 47 : 308-310, 1984.
25) Flamand-Roze, C., Cauquil-Michon, C., Roze, E., et al. : Aphasia in border-zone infarcts has a specific initial pattern and good long-term prognosis. European Journal of Neurology, 18 : 1397-1401, 2011.
26) Cauquil-Michon, C., Flamand-Rose, C., Denier, C. : Borderzone strokes and transcortical aphasia. Current Neurology and Neuroscience Reports, 11 : 570-577, 2011.

27) Bando, M., Ugawa, Y., Sugishita, M. : Mechanism of repetition in transcortical sensory aphasia. Journal of Neurology, Neurosurgery and Psychiatry, 49 : 200-202, 1986.
28) Ohyama, M., Senda, M., Kimura, S., et al. : Role of the nondominant hemisphere and undamaged area during word repetition in post-stroke aphasics. A PET activation study. Stroke, 27 : 897-903, 1996.
29) Abo, N., Senoo, A., Watanabe, S., et al. : Language-related brain function during word repetition in post-stroke aphasics. Neuroreport, 15 : 1891-1894, 2004.
30) Tremblay, T., Monetta, L., Joanette, Y. : Complexity and hemispheric abilities : Evidence for a differential impact on semantics and phonology. Brain Lang, 108 : 67-72, 2009.

第Ⅲ章
超皮質性失語の評価と訓練

1. 超皮質性失語の評価

2. 超皮質性失語の訓練・回復

第Ⅲ章　超皮質性失語の評価と訓練

超皮質性失語の評価

川崎医療福祉大学医療技術学部感覚矯正学科　種村　　純，宮﨑　泰広

> **臨床に役立つ　ワンポイント・アドバイス**
> One-point Advice
>
> 　超皮質性失語は他の失語型と異なる特徴的な言語症状を示す。語義理解障害，意味理解を伴わない音読や復唱，保続，反響言語，類音的錯書などそれぞれの言語症状の言語処理過程を分析する。その障害過程は単一でなく，複数の過程や要因が関与している。その分析には既存の言語機能検査では不十分で，掘り下げ検査を作成する。超皮質性失語の言語症状の理解し，その後の訓練を進める。

はじめに

　超皮質性失語をもたらす病巣部位は，左大脳半球の環シルヴィウス裂言語領域の外側に位置する前頭葉，頭頂葉および側頭葉の領域に広がっている。特に，混合型超皮質性失語例では，分水嶺領域が広範に損傷されている。このため全般的な認知機能の評価も必須となる。

　本項では超皮質性失語の評価について言語モダリティ別に述べる。超皮質性失語では脳血管障害による言語機能の改善経過だけでなく，変性疾患における症状の進行に伴う反響言語のタイプの変移やカテゴリー特異性など言語症状の経時的な評価が重要となる。

Ⅰ. 聴覚的理解

　聴覚的理解の検査手続きは，対象となる言語素材の単位にしたがって，①語音の知覚，②語彙の認知，③単語の意味の理解，④複数単語の聴覚的把持，⑤文の理解の順に進められる。超皮質性失語では，その健常な復唱能力に示されるように，①の語音知覚には障害がない。②の語彙ないし単語形式（語形）の認知は，非語でも単語と同様に良好な復唱成績を示すので，単語認知を評価する。語彙性判断課題では，音系列が有意味な単語であるか否かを判断してもらい，単語の頻度，具象性が成績に関連する。③の意味処理機能を評価するためには，聴覚的に与えられた単語と絵を対応づける。頻度や心像性のような単語の特性にしたがって成績差が出現するかどうかを確認する。意味論的カテゴリー（物品，形，色，身体部位，数等）による成績差も検討する。④の聴覚的把持では，聴覚的に与えられた単語，数，音の系列を選択肢の中から指示してもらう。短文レベルの復唱が可能なことから本機能は健常であると推定され，単語の意味理解障害に関する課題は困難となる。⑤については，統語機能が健常であることが高い復唱能力の背景にあると考えられる。文の理解課題として聴覚的に文を提示して動作絵，状況図と対応させる。統語的知識の確認として否定，受動，重文などの文のタイプ別に成績を比較するが，文の長さや文中の単語の具象性なども理解の成否に関係する。

　以上のように，超皮質性失語の聴覚的理解では語彙・意味的理解が中心課題である。単語の理解に関する絵の指示課題で答を誤った時に，正答を与えても単語の既知感がないことがある。これは語義理解障害と呼ばれ，超皮質性感覚失語の特徴的な症状である。語義理解障害を示す症例は，

「本日のお加減はいかがですか？」の問いに「おかげんって何ですか」と応答し，「桜」の呼称課題にて検査者が「サク」とヒントを出すと，「サクって言うのですか」などと反応する。一方で，前者は「おかげん」という語彙の抽出が可能であるが，後者は「サク」を語彙と認識しており，両者の反応は語彙と意味という異なった段階の障害を示唆している。そこで語彙の認知に関わる語彙性判断課題と意味理解に関する類義語判断課題の，2つの掘り下げ検査を施行する必要がある。これらの課題はSALA失語症検査（Sophia Analysis of Language in Aphasia），失語症語彙検査（TLPA：A Test of Lexical Processing in Aphasia）に収録されている。この両課題のうち類義語判断課題は可能で，語彙性判断課題が困難な症例は語形聾（word form deafness）と呼ばれる。しかし語形聾は，語形が十分に認識できなくとも意味からのトップダウン処理により補われる[1]。純粋な語義理解障害（語義聾）の場合は，語彙性判断課題の成績は保持され，類義語判断課題は障害される。しかし超皮質性失語の場合は語形の認識障害を合併している可能性もあり，語彙性判断課題により語彙知識の障害やその程度を確認する。Pick病疑いの語義失語において，当初は可能であった語彙性判断課題が経過により障害されたという報告がある[2]。

　語の使用頻度，心像性，生の声かどうか，などの単語の諸特性が聴覚的理解に影響する。同カテゴリー語が選択肢の中に含まれ，目標語の頻度や親密性が低いほど難易度は高くなり成績が低下する[3]。

　絵の指示課題では選択肢が多くなれば課題は難しくなるが，前頭葉損傷後の超皮質性失語では，特にこの影響を受けやすい。その他，変性疾患によるsemantic dementiaでは頻度や親密度の効果が認められるが，脳血管障害による

> **KeyWord**
> ＊語形聾
> Franklinがロゴジェンモデルに基づき単語における音声理解の障害を3段階に分けたうちのひとつで，語形の認識障害のこと。その他の2つは音韻系列の認識障害を語音聾（word sound deafness），語形の認識は保たれているが音声言語のみで意味理解障害を呈す語義聾（word meaning deafness）がある。詳細は次章を参照してほしい。

> **KeyWord**
> ＊単語の特性
> 失語症者における理解，発話・書字などに影響を与える要因のひとつ。単語の特性には，頻度，親密度，心像性，具象性などがある（p.88, 89のKeyWord参照）。

KeyWord
＊頻度

頻度はテレビや日常会話等に出現した回数を計数して得られる音声単語頻度と，新聞や雑誌等に出現した回数を計数して得られる文字単語頻度に分けられる。これは言語処理過程の語彙辞書での検索に影響を与え，健常者でも高頻度語のほうが音読潜時は早くなる。

KeyWord
＊親密度

親密度は単語の馴染みの程度の主観的評定値で単語認知の容易さに関連する。なお，頻度と親密度は相関があるが，高頻度語は常に高親密である一方，高親密語は必ずしも高頻度ではない。

KeyWord
＊心像性

心像性とは，単語から喚起される感覚的な心的イメージの思い浮かべやすさの主観的評定値で，語彙性判断の反応時間に影響する。心像性は頻度と相関は低いが，親密度，有意味度とは相関が高い。ただし高親密語では高心像（牛乳），低心像（経済）まで広く分布する。意味的に連想される語数を示す有意味度と相関が高いため，低心像語に比べ高心像語は豊富な意味属性を持つ傾向がある。また具象語のほうが抽象語に比べ心像性が高いので，具象性と混同されやすい。

超皮質性感覚失語ではこれらの効果は認められない[4]。また，心像性や具象性が課題の成績に影響する。頻度や親密度は語彙処理に影響し，心像性は意味処理に影響するとされ，心像性の低い抽象語は意味理解障害を鋭敏に検出できる。ただし抽象的な語彙は絵で表現しにくいため，その解釈に思考の柔軟性などの他の要因が関与する。以上のような諸性質を統制したうえで単語の聴覚的理解の障害過程を同定する。

絵の指示課題における誤り方について，超皮質性感覚失語を示した前頭葉損傷例と後方損傷例の検討で，後方損傷例は目標語と同位語を指示する誤りがみられる[5]。また変性疾患による意味性認知症では同位語の誤り，脳血管障害による超皮質性感覚失語では同位語と関連語への誤りが認められる[4]。これらの誤りに関してカテゴリー特異性を示す場合もある。これら単語の理解障害が聴覚のモダリティに限定しているのか，読解や絵・物体による言語を介さない意味判断など他のモダリティでの課題成績と比較する。これら各種の入力モダリティにおいて同程度の障害を示せば，意味的知識の障害と判断される。その際には出力過程でも障害が現れる。

文の理解に関して，標準失語症検査における短文の理解や口頭命令，トークンテスト，失語症構文検査，SALA失語症検査「AC8（1）文の聴覚的理解」，「AC8（2）位置関係を表す聴覚的理解」などの課題で評価される。単語の理解障害がある場合は純粋に文の理解が困難であるのかを確認する。SLTAの口頭命令では誤反応が名詞や動詞などの内容語について誤った反応なのか，助詞などの機能語について誤ったのか，「前」や「間」などの位置関係表現について誤ったのか，を検討する。また前頭葉損傷の場合は，運動性保続や2段階以上の複雑な操作ではワーキングメモリの

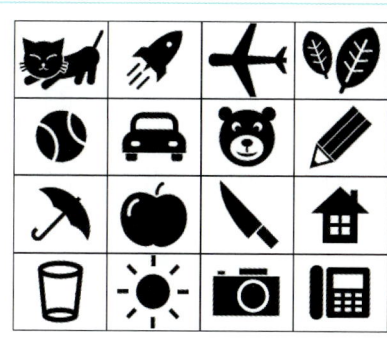

【図1】位置関係の理解課題と，文法性判断課題の具体例

障害が反応に影響する可能性がある。この場合はトークンテストや物品の操作をしない，反応を単純化した課題を用いる。例えば，複数の絵カードを並べ，特定の絵カードからの位置関係を問い，その該当する絵カードの指示，もしくは呼称をすることで位置関係などの理解を確認する（図1左側）。

次に文法的な理解能力は失語症構文検査などで，能動，受動，使役の各文型における行為者と行為を受ける対象者の関係の理解を評価する（図1右側）。ディストラクタは，行為者と行為を受ける対象者の関係の逆転，意味的に近似した動作の絵などを用い，どの語に誤ったのかを分析する。また文の文法的な正誤を判断する文法性判断課題により文の構文解析の障害を評価する。構文解析能力parsingとは，与えられた文が文法的に適切かどうか正しく判断できれ

> **KeyWord**
> **＊具象性**
> 具象性は，物や材料などを具体的に示す程度の主観的評定値である。具象性と心像性の相関は高いものの，感覚，情動に関わる語は心像性と具象性に乖離がある。例えば，「幽霊」は具象性より心像性が高いが，「肝臓」は心像性より具象性が高い。

ば，この機能は保たれている，と評価される．一方，文の意味とは文を構成する単語の間，特に動詞に対してそれぞれの名詞がどのような関係になっているかが理解できることであり，マッピングと呼ばれる．絵の指示課題では評価しにくい時制や否定，状態動詞の適切性などを評価できる．超皮質性運動失語における文法的な理解障害は意味的な誤りではなく構文上の誤り，すなわち構文解析の障害を表している[6]．

II．読解

読解過程の評価においても聴覚的理解と同様の段階を想定するが，視覚対象を適切に認知可能であるかどうか，さらには形態素文字である漢字とモーラ文字である仮名による成績を比較する．①非言語刺激のマッチング（実物と絵とを合わせる），②仮名一文字の聴覚・視覚マッチング（仮名文字を視覚的に提示し，聴覚的に与えられた音と対応させる），③語彙性判断（漢字・仮名系列が有意味な単語であるか否かの判断，漢字の場合は同音異字等を組み合わせる），④単語の読解（漢字・仮名単語と絵とを対応させる），⑤漢字・仮名単語のカテゴリー分類，⑥漢字表記・仮名表記の単語をマッチング，⑦短文の読解（視覚的に与えられた文と動作絵，状況図とを対応させる），⑧選択式文完成（選択肢の中から文の欠けた部分を選択する），⑨文章の読解（視覚的に与えられた文章の内容について正誤判断をする）を行う．

漢字と仮名の文字種は文字表記妥当性が大きく関与するため，単純に同一単語を漢字，仮名で表記した理解課題を比較することは適切ではない．例えば，「時計」という単語は通常漢字で表記され，「とけい」とひらがなで表記された

> **KeyWord**
> ＊文字表記妥当性
>
> ある単語を漢字，片仮名，仮名で表記した際の妥当性を尺度化したもの．また単語により漢字，仮名混じりとなるため，新聞の表記データから文字単語頻度で確認することもできる．例えば「子供」の場合，子供，子ども，コドモ，こどもの4つの表記パターンがあり，NTTデータベースシリーズ日本語の語彙特性（三省堂）で調べると，表記妥当性は「子供：4.95」，「こども：3.90」，「コドモ：2.25」，頻度は「子ども：52320」，「子供：51651」，「こども：2582」，「コドモ：33」の順となる．

場合には漢字で書かれている場合よりも認知されにくい。また，読解課題では音読しないようにする。音読した場合は音声言語として自己フィードバックされ，音声入力の過程が働く。また絵の指示課題の難易度は聴覚的理解と同様に目標語の特性や選択肢の種類によって相違し，カテゴリー特異性についても確認する。文字単語を用いた語彙性判断課題，類義語判断課題には表記妥当性が高い文字種が用いられるが，語彙性判断課題の仮名表記で，頻度や心像性，親密度が低い単語の場合は，仮名文字の視覚形態から判断されるのではなく音韻に変換される可能性がある。

　文レベルの読解に関して，聴覚的理解と同様に絵の指示課題や文法性判断課題などを用いて評価し，聴覚的理解とのモダリティ別の成績および誤り方を比較する（図1）。

III. 発話

❶ 自発話

　会話場面の各発話モダリティの発話を聴覚的に分析する。患者が言おうとしていることば（目標語）に対して実際の発話音声がどのように表出されているかを記述する。発話サンプルの分析は呼称，動作説明，復唱，音読についても行う。

　発話表出過程は大きく構音実現，音韻の企画，語彙の抽出，統語に分けて考えることができる。超皮質性失語では復唱能力が高く，構音実現および音韻の企画の両段階は健常である。状況図やある出来事に関する説明や昔話などを説明してもらう。混合型超皮質性失語では発話が得られず，超皮質性運動失語では2，3の単文が表出されるのみであり，説明が不十分となる[7]。ときに喚語困難や保続，語性錯語などで適切な名詞や動詞の表出が困難となる。助詞の

```
下記の括弧内を埋めて文を完成させなさい

1. 数学の試験に備えて，(        )。
2. 昨晩は遅くまで(        )。
3. 注文したのにも関わらず品物が(        )。
4. 友人を駅まで送り，(        )。
5. すっかり忘れて，会議を(        )。
6. ズボンが破れたので，母親に(        )。

文完成課題
```

```
下記の指定した言葉を用いて文を作りなさい

1. 雨
2. 煙草，嫌い
3. 象，動物園，電車
4. 桜，酒，雨
5. 学校，思い出，アルバム
6. 子供，マッチ，思い出
(解答例)
子供の頃，マッチで火遊びをして怒られたのを思い出す

文作成課題
```

【図2】文完成課題と，文作成課題の具体例

誤りがみられることもあるが，基本的に単純な文型のため目立たない。超皮質性感覚失語では語性錯語や保続により内容的に空虚な発話となる。動詞の喚語も適切性を欠き，豊富な語性錯語によりときに錯語性ジャルゴンとなることもある。

また文完成課題を施行して動詞の喚語や，時制や否定，動詞活用，状態動詞の付加などが適切に産生できるかどうかを確認する。助詞の穴埋め課題や動作主，主語を言語的に明示し，それに適した文を産生してもらう課題などを施行する。文の産生能力の評価に関して，超皮質性運動失語は動作絵の説明で文法，統語的に適切な単文を表出するが，複雑な文構造を促すような特定の複数の単語による文作成課題は困難である。例えば，「学生，思い出，アルバム」の3語を用いて自由に短文を作成する課題では，文の作成自体が困難で，ときに助詞の誤りが出現する。この課題で「学生の思い出にアルバムを作った」を産生した後に，「子供，マッチ，思い出」の課題を施行すると，「子供の思い出にマッチを作った」など同じ文形式を繰り返す（図2）。

```
下記の文をそのまま復唱/音読する

1. 地震, 雷, 火事
2. 犬も歩けば
3. もういくつ寝ると
4. 塵も積もれば
5. 春, 夏, 秋
6. 義務教育は現在9年間
7. 必ず毎月貯金
8. それは机上の空論
9. 我々の生活に必要なのは衣食住
10. 今年はコメも果物も豊作
```

【図3】補完現象課題の具体例

　超皮質性失語の特徴的な症状のひとつに反響言語と補完現象が挙げられる[8]。語義失語では補完現象は生じない。この症状の評価は、反響言語の出現場面とそのタイプを分析する。超皮質性感覚失語の経過において、反響言語の出現と聴覚的理解の能力とは関連しない[9]。また脳血管障害、変性疾患の超皮質性失語ともに反響言語が出現する[9,10]。また補完現象は反問型反響言語の一部としてみなされ、一見この症状が消失した後でも「地震、雷、火事」を忠実に復唱する課題や、体言止めの短文を復唱あるいは音読する際に助動詞を付加するなど、その症状が出現することがある（図3）。

　流暢性の観点からは、超皮質性感覚失語は流暢性が保持され、超皮質性運動失語や混合型超皮質性失語では非流暢な発話となる。超皮質性運動失語の不定型にてアナルトリーや音韻的な誤りが生じる場合や、努力性反響言語が生じる混合型超皮質性失語では非流暢な発話となる。しかし一般的に超皮質性運動失語はアナルトリーや発話企図の努力

> **KeyWord**
> **＊反響言語**
> 他者が表出した言葉をオウム返しのように繰り返すこと。繰り返す部分により、内容や抑揚もすべて同じように繰り返す「完全型」、抑揚や後半部分など一部変化した繰り返しを「減弱型」、他者の発話の最後の部分を繰り返す「部分型」に分かれる。一方で繰り返し方から、理解を伴わない強迫的な繰り返しを「自動的」、質問的な繰り返しとなりやや変化する「反問性」の2つに分類することもある。また失構音や失名辞など非流暢で努力性を伴う発話を努力性反響言語と呼ぶ。ただし自発話は非流暢であっても反響言語は流暢な場合もあり、その際はこれに該当しない。

性は認めず，この失語型の非流暢性を特徴づけているのは発話量の減少である。この発話量は重症度によりある程度の変動があり，重度例であれば無言症となり，軽度例では正常な文法や統語の短文レベルの発話はみられるが，複雑な文の発話は表出しない程度となる[7]。この場合，自ら会話を展開することがなく，問いかけには単純な返答や減弱型反響言語などがみられる。立て続けに質問したり，説明を求める質問（現病歴など）をすると熟考せず，「わからない」と返答し，会話を継続しない。発話量は特定の状況図や設定場面に対する自発話で分析する。

② 対象物・絵の呼称

超皮質性感覚失語における呼称が聴覚的理解と乖離して保持される症例が存在する[11]。一方，呼称ではさまざまな言語症状を示す。一般的に音韻性錯語はみられず，語性錯語や保続などが多く出現するが，超皮質性運動失語の不定型や，一部の超皮質性感覚失語で多様な音韻性錯語を認める症例[12]がいる。語性錯語は目標語との意味的に類似するかどうかにより意味性錯語と無関連錯語に分類されるが，どのような語彙に誤るか，錯語に気づくか，が重要である。無関連錯語の場合，意味的知識，語彙検索のいずれの障害で生じたかを明確にすることは難しい。意味性保続[13]とその変形型[14]，記号素性錯語の記号素の保続など，多くの症状が複雑に影響している可能性がある。

対象物の呼称には，①対象物の感覚モダリティ別の表象を抽出，②感覚モダリティに対して中性的な対象物の概念表象を抽出，③内的辞書に対象物の名称を探索，④その名称の構音運動プログラムの活性化および遂行，の4段階が考えられる。このうち，超皮質性失語では②と③の段階の障害が関係する。呼称が困難な場合に意味的，音韻的な手

> **KeyWord**
> **＊意味性保続**
> 同一の言葉を繰り返す一般的な言語性保続とは異なり，「鉛筆」の呼称後に次課題で目標語とは無関連な「消しゴム」と表出することである。直前の反応と意味的に関連がある。

> **KeyWord**
> **＊記号素性錯語**
> 実在する2つ以上の記号素が結合して新造語となる言語症状を指し，精神疾患や認知症においてもみられる。各言語の特性により厳密な定義は異なるが，「大根コーヒー」，「牛乳入れ」のような直接単語が結合する場合や「カードのスティック」のような助詞が含まれ結合する場合もある。また「ガラス入れ」，「カードのチキン」と記号素が保続する場合もある。

がかりの有効性を確認する。変性疾患による semantic dementia では音韻の手がかりは効果なく[15]，脳血管障害による超皮質性感覚失語では音韻的手がかりの効果があるとされる[4]。音韻的な手がかりに対して，他の語彙を産生する場合（「扇子」の呼称で「セン」のヒントに，「せんぷうき」と答える）や手がかりを語形と認識する反応（「桜」の呼称で「サク」のヒントに「サクと言うのですか」と反応）がみられることもある。これらの反応を踏まえて，①意味的知識の障害，②意味的知識から語彙辞書へのアクセス，③語彙辞書のいずれの障害であるかを分析する。語頭音を与える（音韻的手がかり）と，音韻的障害のある失語症例では呼称が改善され，意味的障害に対しては無効である。一方で，意味的障害を有する例では意味的手がかりが有効となる。また，手がかりを与えることによって成績が改善することはアクセスの障害であり，手がかりの効果はないのであれば，意味的あるいは音韻的な知識が失われている，と評価される。

　失語症例の理解や発話において特定のカテゴリーが障害されることがある[16]。本邦では語義失語を中心にカテゴリー特異的呼称障害例が報告されているが，その障害の様態はさまざまである。欧米では生物と非生物の2分類で二重乖離が報告され[17]，その後も非生物に選択的に障害を示す症例が報告されている[18]。本邦でも生物カテゴリーで特異的に困難を示す症例が報告されている[15]ものの，非生物に特異的な障害を呈した症例は報告されていない。このカテゴリー特異性は，非生物は細分化の必要があることや[19]，親密度や頻度などの単語の特性以外にカテゴリー特有の特徴が影響している[20]との指摘もあり，本邦の失語症例では生物と非生物の2分類は成立しない可能性が指摘されている[21]。このカテゴリーに関して，親密度を統制した失語症

語彙検査の下位項目「意味カテゴリー別名詞検査」(屋内部位，建造物，乗り物，道具，加工品，野菜果物，植物，動物，身体部位，色)がある。このカテゴリー特異性に関しては，前述の音声，文字の理解と後述する意味的知識の成績と比較し一貫性があるかを確認する。

❸ 復唱

　復唱の保持は超皮質性失語の特徴である。これは単語レベルではなく，少なくとも短文レベルの復唱が保持されていることを指す。この超皮質性失語の保持された復唱の処理過程は意味理解を伴わないとされているが，語順が不適切な文を統語的に適切な文に修正して復唱することが報告されている[22]。復唱の処理過程は，①聞き取った音列をそのまま繰り返す，②意味処理以外の言語処理が関与した繰り返し，③意味処理がなされたうえで繰り返す，の3つである。①は言語音列として既知感のないものを繰り返す場合に用いられ，非語の復唱の処理過程にあたる。②は文や単語などの意味理解はなされないが既知感のある言語の繰り返しである。意味処理がなされない復唱であれば③は除外され，誤った統語を修正した復唱は①ではなく②の処理過程が該当する。超皮質性感覚失語では一般的に①，②の処理過程は保持されるが，①のみで復唱されるタイプが報告されている[23]。これらのどの処理過程を利用しているのかを確認するために復唱時の誤り方や統制した特殊な言語を復唱し評価する。まず文の復唱の誤りの箇所と種類に着目し，文節の脱落であればその部分，言葉の置き換わりの有無などを確認する。文意が保たれた状態で他の言葉に置き換わった場合は意味処理が伴っていることを示唆している。

　次に，数唱や非語，複数の単語列の復唱での成績差に着

```
私と同じように繰り返してください

  1. お父さんがカメラを操縦する
  2. 昨日は1日中雨が降ります
  3. 準備を夕食の母がした
  4. 夏休みが宿題をたくさん出た
  5. 桜の花びらが風を散らす
  6. 動物園がパンダにライオンを見ました
  7. 猫がいななく
  8. チーズが鼠を食べた

＊実際は文法的に正しい同程度の文節で構成された文も含める
```

【図4】復唱課題の具体例

目する。超皮質性運動失語の力動型は非語の復唱が困難とされる[24]。複数の単語列の復唱においては，semantic dementia では初頭効果（系列の初頭部分を復唱する）を示し，誤りは他の単語や音に換わり，脳血管障害における超皮質性感覚失語では新近効果（系列の末尾部分を復唱する）を認め，再生は想起しやすい順に順番が錯綜するなど，両型の言語性短期記憶は質的に異なることが指摘されている[25]。次に語順や助詞，時制など文法的に適切でない文の復唱では，語順など統語的に誤っている場合は適切に修正される[22]が，「猫がいななく」，「チーズが鼠を食べた」など内容的に不適切な文ではそのまま復唱される[26]（図4）。

音読

超皮質性失語における音読は良好であることが多く，混合型超皮質性失語の一部でも保たれる場合がある。ただしこの保持された音読は復唱と同様に意味処理を伴わない。意味障害と例外読みの成績は相関するとされ[27]，意味処理

を伴わない場合は例外読みの単語において規則化した読みに誤る規則化錯読[LARC(Legitimate Alternative Reading of Components) error]が生じる。日本語において，仮名文字では例外読みは存在しない。一方，2文字以上の漢字で構成される単語の場合，それぞれの漢字の読みが1種類しか存在しない一貫語と他の読み方が存在する非一貫語に分かれる。さらに非一貫語のうち，その読み方の候補でもっとも多くの単語で用いられる読み方を典型，そうでない少数の読み方の場合を非典型と分類する。このうち例外読みは非一貫語非典型の単語が該当する。したがって超皮質性失語の音読では，仮名単語の音読は保持され，漢字単語の非一貫語非典型で規則化錯読が出現する。文字種による音読成績の乖離を検討する必要がある。仮名や片仮名の表記妥当性の低い単語や非語の音読を確認する。また平仮名と片仮名を混在させた文字列を表記し，音列は実在する単語（れイゾうコ）の音読は語彙処理をさせずに文字・音韻変換をせざるをえなくなる。音読の処理過程は復唱と同様に，意味処理を伴う語彙処理と非語の処理過程だけでなく意味処理を伴わない語彙処理過程の3つがあり，上記のような課題の成績からいずれの処理過程が保持，障害されているかを分析する。また非語の処理過程は仮名だけでなく漢字についても存在し，1音節との対応関係である仮名文字と，音・訓読みの複数の読みがある漢字の非語の処理過程は異なる。一貫語や非一貫語典型の漢字単語の読みは非語音読の処理過程だけでなく，意味処理を伴わない語彙処理の音読の可能性がある。また，意味障害と例外読みの二重乖離が報告されており[28]，例外読みが可能で意味障害を呈した症例がおり，例外読みの単語を，意味処理を伴わずに音読する処理過程が存在しうることになる。そのため，非語の音読処理過程と非一貫語非典型の漢字音読の両成績

```
以下の漢字を読んでください

麦酒  山車  雪崩  田舎  五月雨
海豚  流石  河馬  煙草  神楽
老舗  秋桜  小豆  紫陽花 松明
時雨  海老  百足  団扇  秋刀魚
胡桃  向日葵 家鴨  河豚  飛鳥
案山子 烏賊  山葵  土竜  土筆
欠伸  餃子  心太  七夕  大和
```

【図5】熟字訓の音読課題の具体例

を評価する必要がある。非一貫語非典型の漢字音読は意味処理を伴わない語彙の音読過程で処理される可能性がある一方で，熟字訓の音読は意味的知識が必要となる。非一貫語非典型の漢字音読と熟字訓のような特殊な読みの漢字音読は処理過程が異なる可能性があるため，SALA失語検査の漢字の音読課題（一貫語，典型，非典型）の3種類に加え，熟字訓の読みを評価に加える（図5）。しかし規則読みに比べ非語や例外読みの音読のほうがそもそも難易度は高い[29]ので，音読の成績には学歴や病前の音読習慣を確認する必要がある。

短文や文章の音読も単語と同様で，短文の音読が可能であっても理解はできていない。単語の錯読など音読困難に加え，さらに助詞や動詞活用部（時制）などの音読の誤りが出現する場合があるので確認する。

> **KeyWord**
> *熟字訓
> 漢字の単字単位ではなく熟字単位で読みを当てたもの。外来語の場合は，音に対する当て字ではなく意味や熟字構造から漢字が当てられた場合が該当する。例えば，麦酒，秋桜などで，和語では老舗，大和などがある。

Ⅳ．書字

超皮質性失語における書字障害は表層性失書（surface agraphia）ないし意味が伴わない書字と記載されている。

このタイプでは非単語を正確に書き取ることができ，音と文字との対応に関する適切な知識を保持している．例外語（熟字訓）を書く場合に誤りが生ずる．高頻度語では単語全体を単位として文字に変換することがあり，音と対応しない不規則な表記をする単語でも書くことができる．漢字に比べて仮名の書字成績が良好である．音韻性錯書，同音異義語が認められ，音と対応した漢字を書く傾向を示す．語義失語例では仮名書字が漢字書字に比べ良好である．同音異義語を書き，漢字を意味理解せずに，表音文字として用いている．

　超皮質性失語例では自発書字に比べ書き取りのほうが保持される傾向にあるが，混合型超皮質性失語はいずれにも困難を示す．超皮質性運動失語はしばしば書字動作が拙劣で字体の崩れがみられるため，写字やなぞり書きと比較する．また語性錯書はいずれの超皮質性失語において出現し，語義失語では読みが同じ別の文字に誤る類音性錯書（「煙草」→「多葉粉」），超皮質性運動失語で字性錯書や保続，偏や旁の部分的な保続や余分な線分が付加するなどによる新造文字，前頭葉損傷例ではときに仮名文字の転置による字性錯書を認める場合もある．特に語性錯書は一般的な音韻的に関連のない意味的な類似した語彙の誤り（「足袋」→「靴下」）だけでなく，音韻的に類似したり，以前に書いた部首が保続するなど，他の要因も関与する場合がある．また単語の書字においても他のモダリティ同様に単語の特性の影響を受ける．

V. 意味的知識

　意味的知識を評価する場合は音声や文字の言語記号を入力に用いない課題を施行することで，音声・文字入力過程

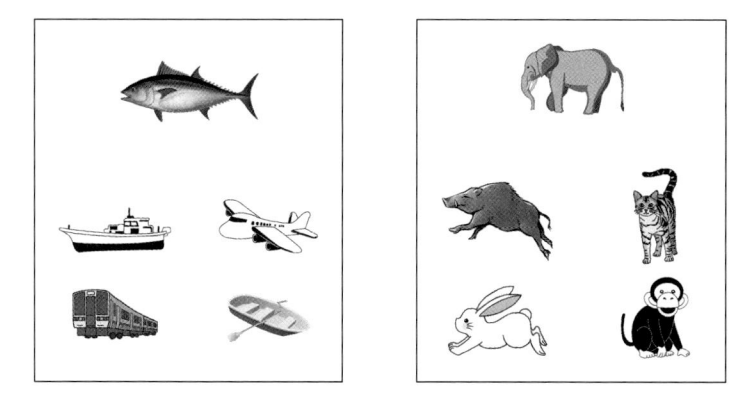

【図6】Odd Picture out 課題の具体例
上段の絵と関連のある絵を下段の4枚の絵からひとつを選ぶ．左側は船，右側は猪を選ぶ．

の障害を排除できる．例えば，Pyramids and Palm Trees Test，Camel and Cactus test，複数の絵から仲間はずれを選択する Odd Picture out 課題などがある（図6）。これらの課題は，野菜や動物，植物など一般的なカテゴリー分類に基づいているが，超皮質性失語では上位概念が保持される傾向[5]にあり，この設定では不十分であり，意味的関連や同位語内の分類に設定する。Pyramids and Palm Trees Test や Camel and Cactus test では上位語以外の意味的関連による分類課題が作られている。前者では，「マスク」に対して「道化師」と「市長」で関連のあるほうを選ぶ，「勲章」に対して「エスキモー」ではなく「軍人」を選択する。後者では「ラクダ」に対して，「サボテン」，「木」，「ひまわり」，「バラ」から「サボテン」を選ぶ。同位語内の分類は，スポーツ競技において球技や団体種目，室内競技，採点競技などに分ける。広範な側頭葉損傷例では，意味と語彙の連結の障害だけでなく意味的知識自体も障害されることが指摘されている[30]。

> **KeyWord**
>
> ∗ Action disorganization syndrome
>
> 前頭葉損傷により出現する運動,感覚障害で説明されない動作障害で,物品使用の行為や手順などの選択的な障害を示す。日常作業のうち多段階であるほど出現しやすい。

これまで述べた意味的知識は言語的なカテゴリー化であるが,実際の物品使用や感覚的な情報による非言語的なカテゴリーも存在する。例えば,鉛筆と消しゴムは言語的なカテゴリーでは文房具であるが,鉛筆で書く,消しゴムの匂いや感触,大きさなどは非言語の意味的知識となる。変性疾患によるsemantic dementia例ではこの非言語の意味的知識が障害され,物品の使用などが困難になる[31]。この物品使用に関しては,脳血管障害による超皮質性失語のうちAction disorganization syndromeや失行症による省略の誤りなど一部が質的に類似する[31]。変性疾患によるsemantic dementiaでは聴覚的理解,文字,発話および言語処理過程を介さない本課題のいずれにおいても困難な語に一貫語があり[4],semantic dementiaは意味的知識自体の障害で,脳血管障害による超皮質性感覚失語はこの意味的知識は保持されるので意味の実行制御の障害(意味的知識から語彙へのアクセス)とされる[25]。

VI. 知能・思考

超皮質性感覚失語という名称自体感覚言語中枢と,より上位の概念中枢との連絡路の遮断による失語症として名付けられたものである。こうした症例では語,特に抽象語の呼称や理解に困難を示す。例えば語の定義を行わせると,朝顔のことを「朝,顔を洗うこと」,「京の着倒れ」を「おかしな着物を来て倒れること」などと答える[32]。語の本来の意味を無視して表面的な語と語の関係から捉える。これは言語障害が思考障害につながっていると見なされる。このような知識を確認する課題としてはウェクスラー知能検査の類似問題や単語問題が活用できる。絵画配列下位テストの配列完了後に話の筋を説明してもらうと,思考の特徴が

明らかになることがある。WAIS Ⅲの動作性検査やレーヴン色彩マトリックス検査によって全般的知能レベルを評価する。

　超皮質性運動失語では前頭葉病変に伴う神経心理学的症状の評価が必要になる。遂行機能，記憶，注意，把握現象や使用行動などの前頭葉性の動作障害，さらには認知症検査を含む認知機能検査を実施する。一方，超皮質性感覚失語例では左半球側頭葉病巣を有するために記憶検査，特に意味記憶課題を行う。

文　献

1) 三浦千明, 宮崎泰広, 前島伸一郎, ほか：左前頭葉梗塞によりWord-form deafnessを呈した一例. 高次脳機能研究, 31：46, 2011.
2) 三浦利奈, 田淵実治郎, 遠藤佳子, ほか：語義失語患者に認められた「語義」障害について. 失語症研究, 20：157-164, 2000.
3) Noonan, K.A., Jefferies, E., Corbett, F., et al.：Elucidating the nature of deregulated semantic cognition in semantic aphasia：evidence for the roles of prefrontal and temporo-parietal cortices. J Cogn Neurosci, 22：1597-1613, 2010.
4) Jefferies, E., Lambon Ralph, M.A.：Semantic impairment in stroke aphasia versus semantic dementia：a case-series comparison. Brain, 129：2132-2147, 2006.
5) 大槻美佳, 相馬芳明, 青木賢樹, ほか：単語指示課題における前頭葉損傷と後方領域損傷の相違—超皮質性感覚失語の検討. 脳と神経, 50：995-1002, 1998.
6) Taubner, R.W., Raymer, A.M., Heilman, K.M.：Frontal-opercular aphasia. Brain Lang, 70：240-261, 1999.
7) Nadeau, S.E.：Impaired grammar with normal fluency and phonology. Implications for Broca's aphasia. Brain, 111：1111-1137, 1988.
8) 古本英晴：反響言語・補完現象といわゆる環境依存症候群. 認知神経科学, 7：70-79, 2005.

9) 中村　光, 松井明子, 桧木治幸, ほか：特異な反響言語を呈した失語の1例. 失語症研究, 14：196-203, 1994.
10) 白濱育子, 浜田博文, 飯干紀代子, ほか：特異的な反響言語を呈したPick病と思われる1症例. 失語症研究, 20：274-279, 2000.
11) Kremin, H.：Spared naming without comprehension. J Neurolinguistics, 2：131-150, 1986.
12) Coslett, H.B., Roeltgen, D.P., Rothi, L.G., et al.：Transcortical sensory aphasia：evidence for subtypes. Brain Lang, 32：362-378, 1987.
13) 松田　実, 藤吉健司, 熊倉勇美, ほか：無関連錯語の意味性保続を呈した超皮質性感覚失語の1例. 失語症研究, 13：256-263, 1993.
14) 宮崎泰広, 種村　純：漢字音読課題にて錯読後の次課題で前課題の正答を表出した混合型超皮質性失語例. 高次脳機能研究, 32：286-293, 2012.
15) 船山道隆, 小嶋知幸, 山谷洋子, ほか：一部のカテゴリーを除き意味記憶が保たれていた語義失語の1症例. 高次脳機能研究, 28：329-341, 2008.
16) Goodglass, H., Wingfield, A., Hyde, M.R., et al.：Category specific dissociations in naming and recognition by aphasic patients. Cortex, 22：87-102, 1986.
17) Hillis, A.E., Caramazza, A.：Category-specific naming and comprehension impairment：a double dissociation. Brain, 114：2081-2094, 1991.
18) Sacchett, C., Humphreysb, G.W.：Calling a squirrel a squirrel but a canoe a wigwam：a category-specific deficit for artefactual objects and body parts. Cognitive Neuropsychology, 9：73-86, 1992.
19) Caramazza, A., Mahon, B.Z.：The organization of conceptual knowledge：the evidence from category-specific semantic deficits. Trends Cogn Sci, 7：354-361, 2003.
20) Laws, K.R.："Illusions of normality"：a methodological critique of category-specific naming. Cortex, 41：842-851, 2005.
21) 田村　至, 大槻美佳, 中川賀嗣, ほか：病初期の語義失語症例におけるカテゴリー特異的意味障害の経時的検討. 高次脳機能研究, 30：523-532, 2010.

22) 福永真哉, 服部文忠, 都筑澄夫, ほか：一超皮質性感覚失語例における復唱の構造：文章復唱検査からの分析. 神経心理学, 12：143-149, 1996.
23) Coslett, H.B., Roeltgen, D.P., Gonzalez Rothi, L., et al.：Transcortical sensory aphasia：evidence for subtypes. Brain Lang, 32：362-378, 1987.
24) Lebrunab, Y.：Luria's notion of '(frontal) dynamic aphasia'. Aphasiology, 9：171-180, 1995.
25) Jefferies, E., Hoffman, P., Jones, R., et al.：The impact of semantic impairment on verbal short-term memory in stroke aphasia and semantic dementia：A comparative study. J Mem Lang, 58：66-87, 2008.
26) Berthier, M.：Transcortical aphasia. Psychology Press, Hove, 1999.（波多野和夫, ほか訳：超皮質性失語. 新興医学出版社, 東京, pp.39-66, 2001.）
27) Gorno-Tempini, M.L., Hillis, A.E., Weintraub, S., et al.：Classification of primary progressive aphasia and its variants. Neurology, 76：1006-1114, 2011.
28) Woollams, A.M., Ralph, M.A., Plaut, D.C., et al.：SD-squared：on the association between semantic dementia and surface dyslexia. Psychol Rev, 114：316-339, 2007.
29) Plaut, D.C., McClelland, J.L., Seidenberg, M.S., et al.：Understanding normal and impaired word reading：computational principles in quasi-regular domains. Psychol Rev, 103：56-115, 1996.
30) Corbett, F., Jefferies, E., Ehsan, S., et al.：Different impairments of semantic cognition in semantic dementia and semantic aphasia：evidence from the non-verbal domain. Brain, 132：2593-2608, 2009.
31) Jefferies, E., Lambon Ralph, M.A.：Semantic impairment in stroke aphasia versus semantic dementia：a case-series comparison. Brain, 129：2132-2147, 2006.
32) 大橋博司：言語と思考の病理. みすず書房, 東京, 1973.

第Ⅲ章　超皮質性失語の評価と訓練

超皮質性失語の訓練・回復

江戸川病院リハビリテーション科　中川　良尚

> **臨床に役立つ　ワンポイント・アドバイス**
> One-point Advice
>
> 　超皮質性失語の訓練やその回復についてはいくつかの報告があるが，重症度やタイプによって経過はさまざまである．基本的に共通する特徴は「復唱が良好」であることだが，認知神経心理学的モデルで考えた場合，どの部分がどの程度障害されているかで同じ復唱でも用いるルートは異なってくる．したがって言語訓練のポイントもここから導き出されることが多い．我々医師や言語聴覚士（以下ST）に求められることは，会話訓練や標準失語症検査（以下SLTA）等で得られた反応について，言語情報処理モデルを参照しながら詳細に分析し，その混在する障害を「選り分ける」作業である．そして選り分けた障害過程に対して，回復あるいは機能再編成が期待できる経路を考察し，どのような順序でアプローチするかという訓練方針を立てることが重要となる．このような考えのもとに超皮質性失語の訓練と回復をみてみたい．

はじめに：認知神経心理学的モデルに基づく考え方

　超皮質性失語における「復唱良好」は一見ポジティブな特徴づけとなるが，臨床的には復唱に必要な能力（音響分析，音韻処理，構音）が保たれているために，結果的に良好となっているという事実を捉えておく必要がある．考えるべきは，「復唱」がどのようなルートをたどった上で，結果的にあるいは比較論上どの程度できるのかということであり，この分析なくして訓練方針立案はあり得ないであろ

KeyWord
＊復唱
他者の発話を自分も同じように発話するという行為であるが，人間が「ことば」を習得する上では不可欠な脳内プロセス．

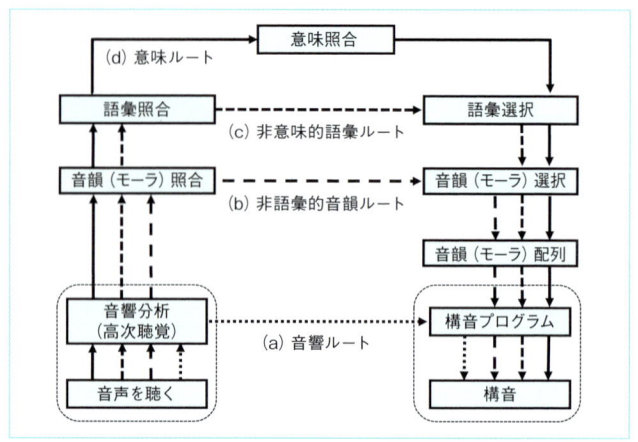

【図1】言語情報処理（復唱）の認知神経心理学的モデル

(小嶋知幸：Ⅲ．ことばのメカニズムと失語症状．失語症の源流を訪ねて（小嶋知幸，著）．金原出版，東京，2014 より許諾を得て一部改変)

う。このような背景のもと，まず復唱ができるということを，言語情報処理モデル[1]で考えてみたい（図1）。

- (a) 音響ルート
- (b) 非語彙的音韻ルート
- (c) 非意味的語彙ルート
- (d) 意味ルート

これらのルートのうち一つでも使うことができれば，結果的には「復唱は良好」となってしまうため，実際の訓練にあたってはこの中でどのルートを使って復唱を行っているのかを見極めることが重要である。

Ⅰ．超皮質性運動失語の訓練と回復

❶ 超皮質性運動失語の訓練ポイント

超皮質性運動失語（transcortical motor aphasia：以下 TCMA）の訓練では，意味理解や喚語能力の回復などのい

わゆる一般的な失語症の治療の展開はもちろん，合併頻度の高い発動性低下や注意障害の軽減，生活全般の活性化へのアプローチが重要となる。

発話の開始困難は，次のようにイメージするとわかりやすい。製品製造過程において，ベルトコンベア上に製品は載っているが，ベルトコンベア自体が止まってしまっており動かない，すなわち発話の材料は（概ね）揃っているが，とにかく開始できないという状態である。

訓練は，失語症状そのものへのアプローチに，時間の負荷をかけることが効果的である。表出では，喚語能力の回復を狙って通常の呼称課題を行うことはもちろん，眼前にヒントがない状態での発話課題である語想起課題（カテゴリー別や，語頭音別，文字数制限付きなど）も順次導入していく。ここに時間制限を設けて速やかな反応を促すなどの工夫も重症度に合わせて展開する。会話では，症例が発話をしやすいような話題の選択，雰囲気づくりにも配慮したうえで，まずは発話を強く促す。またSTは，症例が発話を開始するまで粘り強く「待つ」ことも必要となる。意味理解障害のレベルはさまざまであるため，重症度に合わせて聴覚視覚双方から課題を行う。単語，短文の理解から複雑な文章の理解へと難易度を上げながら，こちらも時間の負荷をかけて速やかな理解を促すといった工夫が役立つ。

❷ トリガーポイント

TCMAの訓練では，何らかの形で各症例の「開始困難」のトリガーを外すことが大きな目標となる。自験例では，STの発話の中から一部の単語を切り出して復唱しながら，すなわち図1（c）ルートを利用しながら時間をかけて意味理解に至り，復唱した言葉に続けて文レベルの表出が得られる症例や，STがわざと課題の中に間違えた内容を

提示するとこの点に素早く反応し、これをトリガーとすることで発話表出を促せる症例が存在した。問題は、他者からの働きかけがない状況では有用性がないことである。この点は今後の課題である。

【症例1】超皮質性運動失語例
34歳　右手利き　男性

　現病歴：X年Y月脳腫瘍を認め、脳腫瘍摘出術を施行。Y+3ヵ月時より当院外来にて週2回の言語訓練を開始。

　神経放射線学的所見：MRI画像にて左中・下前頭回、中心前回に腫瘍摘出痕像を認めた（図2）。

　神経心理学的所見：知的機能はレーヴン色彩マトリックス検査28/37（9分40秒）。WAIS ⅢはPIQ59であったが、誤反応の多くは制限時間内に終了できないものであった。他に遂行機能障害、軽度右半側空間無視、口腔顔面失行、行動全般にやや発動性低下を認めた。

　失語症状と障害メカニズム：理解面では、聴覚視覚ともに短文レベルから不確実であったが、制限時間後に正反応を得られる場面が多かったことから、短文レベルの理解力はある程度保たれていることが推察された。

　発話は、アナルトリーを認めないものの、開始困難や停滞により結果的に非流暢な印象であった。SLTAの呼称20/20、語列挙11、復唱・音読は全問正答であったが、発話開始には時間を要し、発話が開始されてもしばしば停滞が認められた。会話訓練では、「…んー、特に…ないです」「…だいぶ…落ちてる」等、短文レベルでの発話を認めたが、やはり発話開始までに時間を要しており、開始しても途中で中断することも多く認められた。また症例から話題を提供することは極稀であった。

　図1のモデルでみると、理解面では (c) ルートで復唱を

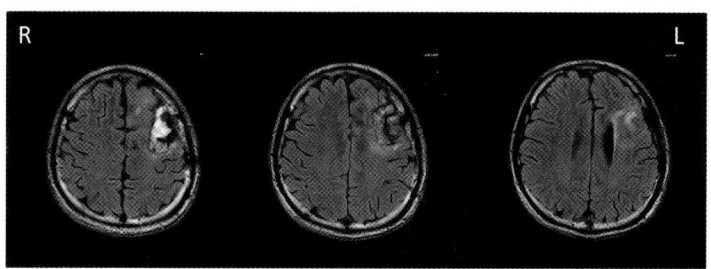

【図2】症例1の頭部MRI画像

繰り返しながら時間をかけて意味理解に至っていること，発話では主に (d) ルートの意味から語彙というルートのアクセス困難，あるいはアクセスに時間がかかってしまうことが推察された。

SLTA上は軽度失語症であったが，実際のコミュニケーション障害は重度であり，「発話開始困難」を顕著に呈したTCMA症例であったと考えられた。

Y＋3ヵ月，Y＋7ヵ月，Y＋18ヵ月時のSLTA所見を示す（図3）。

訓練と経過：意味照合，語彙選択の速度の向上を目標に，1回40分の個別訓練を週2回実施した。Y＋10ヵ月時には，処理速度に負荷をかけた聴覚的理解課題において途中で反応が止まってしまう場面が多く認められ，聴覚的理解面では連続的な意味処理困難の残存が伺われた。視覚的理解は短文レベルで良好となったが，仮名で書かれた長文を意味理解し漢字に変換する課題では，患者：「看者」，値段：「植段」等，同音異義語への誤変換や形態類似した実在字への誤りが散見され，比較的高度な語彙/意味処理能力を要する課題では意味理解障害が残存していた。

会話訓練では発話開始困難や停滞は依然として非常に目立った。一方で呼称・音読などでも発話開始までに時間を

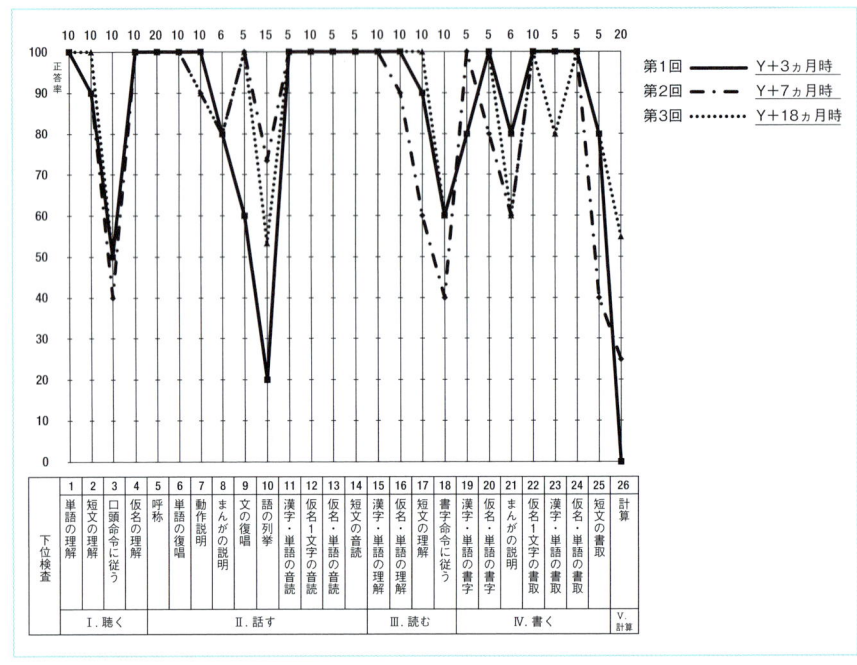

【図3】症例1のSLTA経過

要すること自体は残存していたが，会話訓練ほどの停滞ではなかった。

Y＋18ヵ月時には，聴覚的理解課題での反応停止や，呼称・音読における発話開始困難はほとんど消失し，会話における発話開始困難のみが残存する状態となった。

③ 回復指標ポイント

TCMAの回復指標ポイントは，SLTA下位項目の6段階評価の成績の推移である。発話開始困難や意味理解課題での時間超過の場合，検査結果上は誤答であっても制限時間後に正反応に至ることはよくある。本症例のY＋3ヵ月とY＋18ヵ月時のSLTAを比較すると結果自体はそれほど

> **KeyWord**
> **＊SLTA 6段階評価**
> SLTA下位項目の評価基準。ヒントがあれば正答できる，など細かく症状を分析している。

大きな変化はないが，6段階評価の内訳では，仮名の理解，呼称，単語の復唱，文の復唱，仮名単語の理解において段階3，5から6へと回復していた（図4）。

反応時間を短縮させることができるようになったことが回復に結びついていたと考えられる。臨床の展開においてはこのような症状を見逃さないようにしたい。

④「発話開始困難」は失語症か否か

TCMAについてVon Stockert（1974）は「言語学的に厳密な意味での言語障害には該当しない」[2]，Brown（1987）は「真の失語ではなく，言語行動の基盤を支える選択的な発動性の障害」[3]と述べ，「失語なき失語」と言われてきた。一方，松田（2007）は「超皮質性運動失語の発話量低下の原因は言語発動性の低下だけではない」[4]，前頭葉背外側部の障害で認められるTCMAは「言語学的水準の異常を伴うことが多い」[4]としている。小嶋（2014）は「注意・意欲といった人間の精神活動をベーシックな部分で支える機能との絡み抜きでは考えることができない症候群であり，狭義の失語症の枠の中で捉えることにはやや抵抗がある」[1]と述べている。本症例において，反応時間の短縮が結果的に失語症状の回復になっていることは確かであるが，この問題についての答えはいまだ見つかっていないと言ってよいだろう。

> **KeyWord**
> * TCMAにおける発話開始困難
> 発動性の問題であるのか失語症の問題であるのか古くから議論が続いている。

Ⅱ．超皮質性感覚失語の訓練と回復

① 超皮質性感覚失語の訓練ポイント

超皮質性感覚失語（transcortical sensory aphasia：以下TCSA）の訓練は，語彙照合・意味照合・語彙選択といった語彙と意味間の処理に対するものが中心となる。復唱が

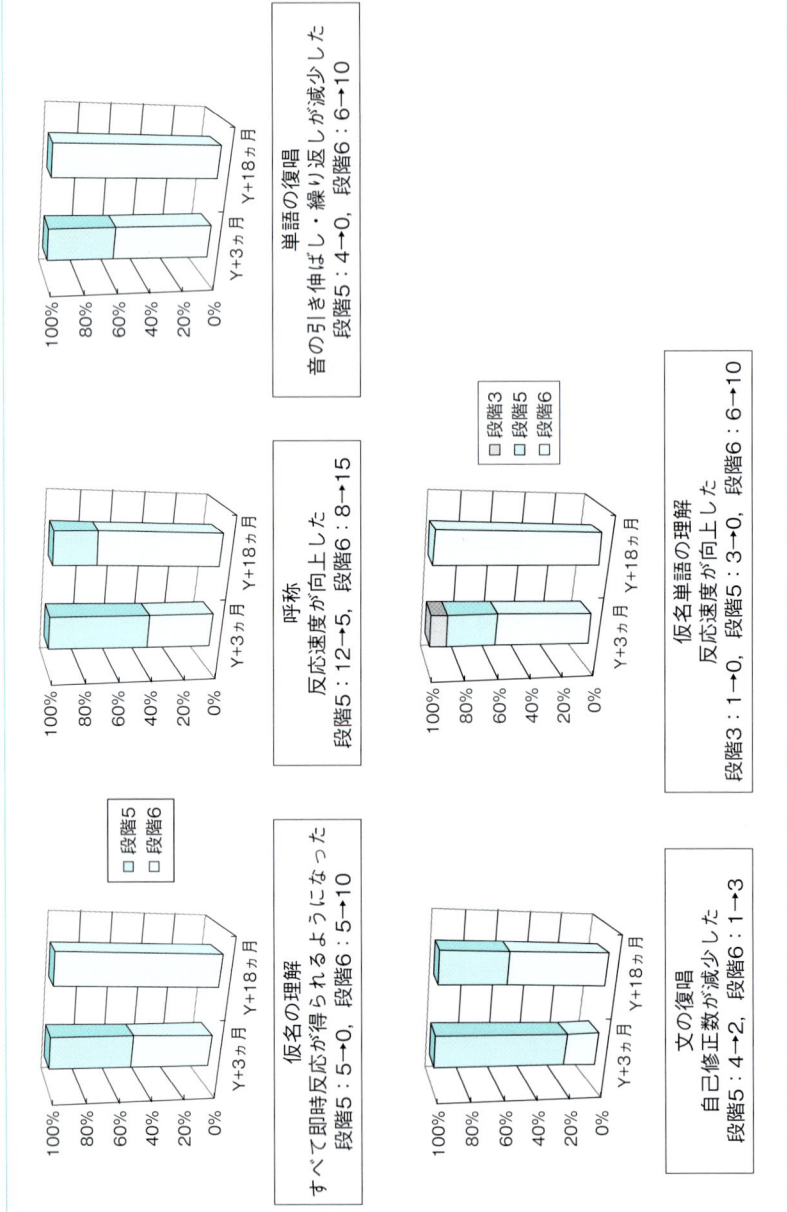

【図4】症例1のSLTA 6段階評価内訳

できてしまうので周囲の人には意味理解障害の強さが解りにくく、また本人も病識が得られにくいため、初期には周囲とのコミュニケーションに問題を生じることが多い。

まずは意味理解課題を、聴覚視覚両ルートで行う。初期には単語レベルでの意味理解においても困難なことが多く、「○○って何ですか？」と相手の発話から語彙を切り取って意味を聞いてくることもよくあることである。

一方、早期から仮名の音読が可能となる症例が多いので、音読を利用して音韻からの語彙照合・意味照合へとアクセスするようにする。さらに中等度から軽度レベルでは、意味照合の処理スピードを上げるために、時間的な負荷をかけた方法で単語レベルの意味理解課題を行う。極軽度にまで回復しても、意味理解障害は残存することが多いので、文字で内容を確認する、メモ付きでの指示をもらう、あるいは仮名で書き取って意味を確認するなど、「意味の確認」の習慣をつけるような方略が重要となる。

復唱をどのように活用するかもポイントの一つとなる。重度例になると意味理解の有無を問わず過度の復唱をする、あるいは復唱をすること自体に力を注いでしまうこともある。このような場合は復唱を制限することが必要になる。一方で、復唱することでこれに続く発話が期待できる場合には、あえて復唱を活用するという方略も考えられる。

【症例2】超皮質性感覚失語（典型的語義失語）例

33歳　右手利き　男性

現病歴：X年Y月頭部MRIにて左側頭葉内側に腫瘍病変を認め、Y＋1ヵ月時頭蓋内腫瘍摘出後に左側頭葉後部に脳梗塞発症。Y＋2ヵ月時に当院にて外来訓練開始。

神経放射線学的所見：MRI画像にて左側頭極から側頭葉前方の腫瘍摘出痕像、Wernicke野、横側頭回を除く左上

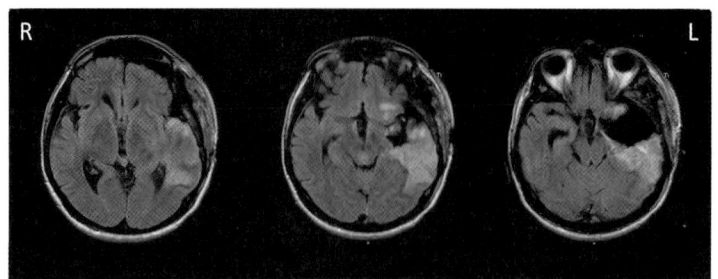

【図5】症例2の頭部MRI画像

側頭回の一部，中・下側頭回後方に梗塞巣を認めた(図5)。

　神経心理学的所見：知的機能はレーヴン色彩マトリックス検査35/37と良好。明らかな失行，失認は認めず，日常生活で観察する限り明らかな注意障害，遂行機能障害は認めなかった。意味記憶検査結果はPyramids and Palm Trees Testが47/52，線画連合課題は83/84であり，シンボル認知は概ね良好であった。意味記憶障害を示唆する日常生活上の異常も観察されなかった。これらのことから，図1の意味記憶自体は保たれていることが示唆された。

　失語症状と障害メカニズム：理解面ではSLTA上では聴覚視覚ともに短文レベルから意味理解障害を認めていた。訓練時にSTが"次は動詞です"と教示すると，"動詞？動詞ってどういう意味だっけ？"と意味理解困難を認めた。一方でこの直後に"…なんか走るとかそういうやつ？"と周辺情報にたどり着き，該当する単語の意味を説明可能になる様子もみられた。このように，本症例は意味理解困難でも，与えられた文章の中から単語を切り取って復唱ができていることがわかる。この反応を図1の言語情報処理モデルで考えると，(c)ルートを使っていることになり，このルートで音韻列を把持しながら意味へのアクセスを繰り返し，最終的に意味理解にたどり着いていることが推察された。

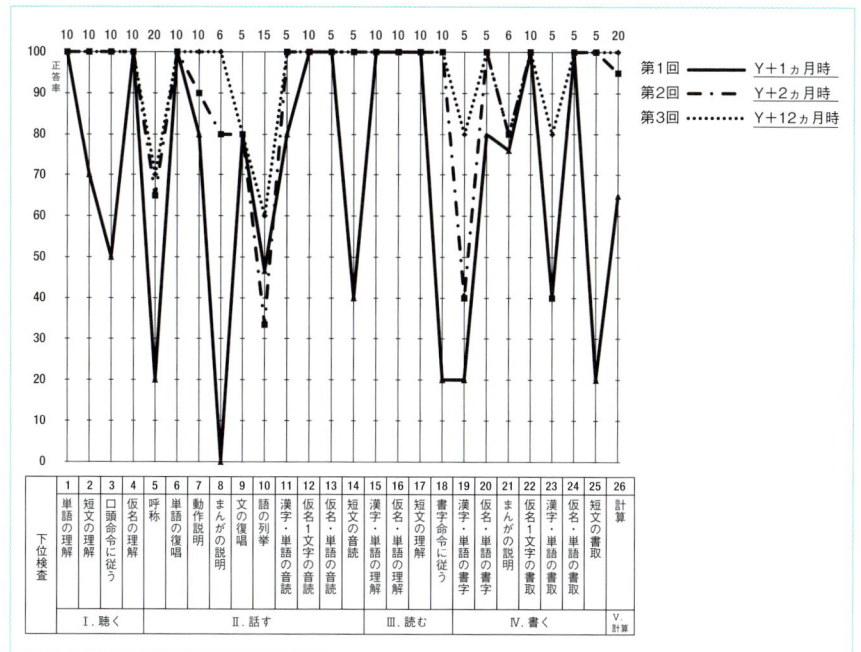

【図6】症例2のSLTA経過

　表出面では，喚語困難や語性錯語，迂言が頻出すること，また正しく喚語できても自己修正や正誤確認が生じること，意味理解に困難を示すも直後に周辺語彙が表出されることが特徴的であった．復唱は文レベルで良好，漢字音読では表層性失読が認められた．一方，自発話内の統語構造は保たれ，音韻性の誤りもほとんど認められなかった．

　本症例の主たる障害は，語彙と意味との双方向のアクセス不全に起因していると考えられた．すなわち図1（d）ルートの中の，語彙から意味照合，意味から語彙選択の障害であり，語義失語の典型例であると考えられた．

　Y＋1ヵ月，Y＋2ヵ月およびY＋12ヵ月時のSLTA所見を示す（図6）．

訓練と経過：意味照合，語彙選択の向上を目標に，1回40分の個別訓練を週3回実施した。Y＋12ヵ月時には失語症状は大きく回復した。理解面の聴覚的理解では，SLTAは口頭命令10/10，SALA失語症検査（以下SALA）「AC8 文の聴覚的理解」48/48，トークンテスト165/165であり，文レベルでの聴覚的理解力低下は認められなかった。一方，SALA「AC4 名詞」の聴覚的理解は73/96で，特に低親密度語で誤りを認めた。標準抽象語理解力検査（以下SCTAW）の聴覚−指差しは31/45であった。

　視覚的理解面では，SLTAは書字命令10/10，SALA「VC18 文の読解」も48/48と回復したが，SALA「VC14 名詞の読解」は79/96，低親密度語で誤りを認めた。SCTAWの文字−指差しは33/45であった。

　発話では，会話では喚語困難がみられ，迂言，指示語を多用し，時に語性錯語を認めるが直後に自己修正を行うことが多かった。また，正しく表出できているにも関わらず，確信をもてない様子で自己修正を繰り返すことも頻回に認められた。SLTA呼称14/20で喚語困難の残存は明らかであった。誤り反応では語性錯語を生じるものの，やはり自己修正を認めることが多かった。語頭音ヒントはほぼ無効。短文の音読5/5，短文の復唱は4/5であった。漢字音読では，SALA「OR34 単語の音読 I 漢字（心像性×頻度）」30/48，「OR36 単語の音読 III 漢字（一貫性）」27/60で心像性効果を認めた。

　SALA「PR20 呼称 I（親密度）」では，58/96（高親密度語 47/48，低親密度語 11/48）と親密度効果は明らかであった。この課題中に観察された錯語を平野ら[5]（2010）に基づき分析した結果を表1に示す。

　意味性錯語が61.4％，無関連錯語が29.6％みられた一方で，音韻性錯語，新造語など，非実在語は認められなかっ

【表1】症例2のSALA呼称Ⅰ（親密度）錯語分析結果

	語彙性（＋）		語彙性（－）
	意味的関連性（＋）	意味的関連性（－）	
音韻的関連性（＋） 音素類似指標≧0.40	混合性錯語 3語（6.7%）	形式性錯語 1語（2.3%）	音韻性錯語 0語（0%）
音韻的関連性（－） 音素類似指標<0.40	意味性錯語 27語（61.4%）	無関連錯語 13語（29.6%）	新造語等 0語（0%）

た．すなわち，本症例の失語症状は軽度にまで回復したものの，中核症状であった図1（d）ルートの意味から語彙選択の障害は最後まで残存していたことになる．

❷ TCSAの復唱障害について

山鳥（1985）はTCSAについて「基本的病像はWernicke失語と類似する．最大の違いは復唱能力でWernicke失語と違い文レベルでの復唱能力が保たれる」[6]としている．

TCSAの復唱について著者らは，症例2のように単語レベルでは良好だが，文レベルになると意味理解障害等の重症度で異なり，一定の傾向を認めないと考えている．

他の自験例では，図1（d）意味ルートあるいは（c）非意味的語彙ルートを用いた復唱は良好であったが，これらのルートを使えない状態では音韻列の「把持」が困難となる症例が存在した．この症例は文レベルの復唱が可能で，トークンテスト〔F〕が72/98正答できるほど意味理解能力は回復したが，非語の復唱が2モーラから不確実であった．すなわち，図1（b）非語彙的音韻ルートの障害が強いことが推察されたわけである．

重度TCSAでも，おうむ返しのように文レベルで復唱できてしまうことはよく知られている．復唱できても意味までアクセスできず，もはや音を模倣しているのみであるならば，図1（a）音響あるいは（b）非語彙的音韻ルートが

主たる能力であると考えられる。

　このようにTCSAといっても復唱できるレベルは非常にさまざまある。単に「〜レベルの復唱が良好」ということに着目するのではなく，各症例の回復の段階に合わせて，復唱の背景にどの程度の意味理解の問題があるのか，どのルートが保存されているのか，この点を考えて訓練を進めていくことが重要である。

まとめ

(1) 超皮質性失語の訓練を展開するにあたって，認知神経心理学的モデルで障害構造を考えることの重要性を述べた。
(2) TCMAの訓練ポイントと，SLTA6段階評価の推移の重要性について私見を述べた。
(3) TCSAの訓練ポイントと，復唱能力分析の重要性について私見を述べた。

文　献

1) 小嶋知幸：Ⅲ．ことばのメカニズムと失語症状．失語症の源流を訪ねて（小嶋知幸，著）．金原出版，東京，2014．
2) Von Stockert, T.R.：Aphasia sine aphasia. Brain Lang, 1：277-282, 1974.
3) Brown, J.W.：Mind, brain and consciousness. The neuropsychology of cognition. Academic Press, New York, 1987.
4) 松田　実：非流暢性発話の症候学．高次脳機能研究，27：139-147, 2007．
5) 平野　綾，奥平奈保子，金井日菜子，ほか：呼称において多彩な錯語を呈した流暢型失語の1例―誤反応分析を中心に―．高次脳機能研究，30：418-427, 2010．
6) 山鳥　重：失語の臨床型．神経心理学入門（山鳥　重，著）．医学書院，東京，1985．

第IV章
トピックス

1. Broca領域失語と前頭葉性超皮質性感覚失語

2. word meaning deafness

3. 「意味」の意味 ─貯蔵とアクセスの問題

4. 自動言語，特に反響言語・補完現象の基底 ─意味と形式─

5. 力動性失語

第Ⅳ章　トピックス

Broca領域失語と前頭葉性超皮質性感覚失語

北海道大学大学院保健科学研究院　**大槻　美佳**

> **臨床に役立つ　ワンポイント・アドバイス**
> One-point Advice
>
> 　左前頭葉損傷によって出現する主な失語型は，Broca失語，Broca領域失語，超皮質性感覚失語，超皮質性運動失語などである。Broca失語と，その他の失語型（Broca領域失語，超皮質性感覚失語，超皮質性運動失語）の明らかな違いは，失構音/発語失行の有無であり，Broca失語が失構音/発語失行を伴っているのは，左中心前回の中～下部に病巣が及んでいるからである。Broca領域（左下前頭回の三角部後半と弁蓋部）にほぼ限局した病巣では，'Broca領域失語'が出現する。その症候は，発話は流暢で，失構音/発語失行なし，音韻性錯語なし，復唱良好，単語理解良好，しかし，喚語（＝語想起）障害と文理解障害があることである。病巣がBroca領域から，中前頭回の中～前方に及ぶと，単語理解障害が加わり，超皮質性感覚失語となる。また，病巣が上方～内側側（補足運動野）に及ぶと，自発話の低下が目立ち，超皮質性運動失語となる。超皮質性感覚失語は，側頭～後頭葉領域でも出現するが，前頭葉性超皮質性感覚失語とは出現機序に違いがある。診断，対応，リハビリテーションには，症候と病巣の違いに留意が必要である。

はじめに：
失語の病巣と症候を巡る歴史的議論と今日の視点

　失語の病巣と症候に関しての議論は，Brocaが「構音の消失は第三前頭回脚部の病変で起きる」と発表した19世紀半ばに遡る。この仮説は，支持を得た一方で，根強い反論もあった。論争の視座は「Broca領域損傷で，Broca失

> ※注1：ここではBrocaが報告したような言語症状という意味であり、当時、Broca失語という用語が用いられていたわけではない。したがって、Brocaの報告したような言語の障害について、定義や診断基準が明確に統一されていたわけではない。本稿では、簡略な表現として、後世用いられている「Broca失語」の用語を援用した。

語※注1が出現するのか否か」ということであったが、この論争は、2つの論点が絡まっていたため、混乱がより助長された。2つの論点とは、1つには、「責任病巣の同定」すなわち、報告された症例の責任病巣の同定が正しいのかという点と、もう1つには「失語の症候」について、すなわち、どのような症候が出現したのかという2点である。この2点のいずれがぶれても、論点が噛み合わない議論となる。すなわち、病巣の同定を誤っては、責任病巣がどこであるのかを論ずることは不可能であり、また、出現した症候が異なるなら、その責任病巣が一致するはずもないのである。

「責任病巣の同定」に関しては、当時、病巣を知る手だては病理標本しかなかった。したがって、複数あるいは広がりを持った病巣を認めた場合、そのうち、どの部位の損傷が、その症状の出現に直接関係したのかを推測するのは必ずしも容易ではなかった。例えば、Brocaの第1報告例[1]の病巣は、決してBroca野に限局していたわけではなく、中心前回から頭頂葉、さらに皮質下に至る部位にまで、広範に広がっていたことは、現存している標本からも確認されている。また、第2例の病巣も、後のMarieの観察では、広範な病巣を持ち、その首座はWernicke領域とレンズ核であったと報告されている[1]。この第1、第2例の病巣を見ても、そこから、下前頭回（Broca領域）のみが、責任病巣であるという判断に必ずしも至らない可能性が推測できる。このように、この時代には、「責任病巣の同定」に根本的な問題が常にあった。また、「失語の症候」に関しても、この時代に問題になっていた失語とはどのような症候を指すのかも、実は曖昧であった。Brocaの1例目は、「tan」としか言えなかったと記載されていたが、これは、再帰性発話のように思えるが、症状の詳細は記載されていない。Broca自身、「構音の消失」という表現をしていることから、

今日の定義からみると，純粋失構音（＝純粋語唖，純粋発語失行）であったのか，構音の問題のみでなく，語の想起や文の産生や理解の障害，書字障害なども含む失語症状があったのかは不明である．このように，Brocaの発表は，Broca領域＝Broca失語という一定の定理（dogma）をもたらしたが，2点の論点のぶれを内包していた．そのため，実際のところは，剖検例における「責任病巣の同定」と「失語の症候」の解釈を巡っての論争は尽きず，その火種はくすぶり続けていたのである．

　この問題が再び脚光を浴び，ようやく解決に向かい出したのは，1980年代である．この頃から急速に普及したCT（computed tomography），MRI（magnetic resonance imaging）によって，多くの脳損傷者の病巣部位がリアルタイムで同定されるようになった．その恩恵で，言語の要素的症状とその責任病巣の対応に関する知見が増え，それまでの仮説が裏付けされたり，あるいは，訂正されたりし始めた．すなわち，上述した論点の一つであった「責任病巣の同定」に関して，ようやく，軸足がぶれずに済むようになったのである．

　さて，そこで次に顕在化したのが「失語の症候」の問題，すなわち，Broca失語とはどのような症候を指すのかという点である．これは，Broca失語のみの問題ではなく，それまでの古典的失語症分類に内在していた矛盾点や不合理性が，この機会に顕在化したとも言える．「失語の症候」の問題の核心は，それまでの失語症分類の定義が曖昧であったという点である．患者の症候を診断したり，分類するには，その症候や分類に定義や診断の基準がなければならない．このことは，多くの医学的な診断に，必須条件や除外条件を備えた'診断基準'が存在する今日では当たり前のことである．しかし，古典的失語症分類には，それらの

> **KeyWord**
> **＊要素的症状**
> 要素的症状とは，臨床的に分離しえる最少単位の症候を指す．例えば，言葉が出てこない場合，それは音声レベルの処理の問題（失構音）なのか，語自体を想起できない語想起の問題（語想起障害）なのか，というふうに分けることができる．この場合，失構音，語想起障害などが，要素的症状に該当する．

視点が欠如したままであった．その弊害のひとつの例は，発話の'流暢''非流暢'という表現に関わる問題である．失語症を分類する場合，古典的失語症の分類[2]に準拠すると，最初に，発語を'流暢'と'非流暢'に二分する方法が慣習的に流布している．しかし，実際には，目の前の患者の発語が'流暢'なのか，'非流暢'なのか，いずれかに明確に分類できるような基準はないのである．'流暢'と'非流暢'の用語は，Bensonら[3]が，発語のさまざまな要素を，例えば，構音の問題（明瞭度）やプロソディ，発語量など，10項目の判定基準に照らして点数化し，合計点が10〜14点なら'非流暢'，26〜30点なら'流暢'と判定し，非流暢なら病巣は前方部位，流暢なら病巣は後方部位にあることを推測する手がかりとして用いたものである．合計点10〜14点というのは，例えば，構音の明瞭度が低く，発語数も1分間に50語以下で，プロソディ異常もあり，発語に努力性もあり…というような，誰もがその発話を聞いて，'非流暢'であると考えるような発話であろうと推測できる．一方の26〜30点は，構音やプロソディの問題もなく，発語量も1分間に50語以上と多く，誰がきいても'流暢'と容易に判定できる発話であろうと推測できる．この二分法は，合計点10〜14点，あるいは26〜30点にあてはまる対象に関しては，ある程度は妥当であったと言えるかもしれない．しかし，この中間，すなわち，合計点15〜25点であった場合には，'流暢'とも'非流暢'とも判定ができない．この15〜25点という中間点数になるのは，10項目のバラつきが多い発話ということになる．例えば，構音の明瞭度は高いが，発語量が少ない場合，あるいは，構音に歪みがあり，明瞭度は低いが，プロソディ異常や努力性は目立たず，語数も少なくないような場合など，さまざまな場合がありえる．'流暢'と'非流暢'の判断としてあげら

れている10項目は，どの項目に重きをおいて評価すべきなのかの指針もないため，このようにばらつくと（15～25点と判定されると）実際の臨床に応用する場合に，'流暢'なのか'非流暢'なのかについて，「判定不能」とせざるを得ないのである。Bensonら[3]も，この判定で，'非流暢'に入るものは27％，'流暢'に入るものは37％であると述べており，残りの36％はどこにも分類されないことを示唆している。波多野ら[4]も，「失語に於ける流暢性概念の再検討」の論考の中で，患者の発語の特徴は，Bensonらの言うように2群に分けられるのではなく，いわゆる'流暢''非流暢'両者の中間型が存在することを既に指摘している。しかしながら，失語症分類は，目の前の患者の発語を，まずは'流暢'か，'非流暢'のどちらかに分類することから出発している。詳細は他稿[5]を参照されたいが，古典的失語症分類はこのような初歩的な段階で，矛盾を内包していたのである。

「失語の症候」の問題は，失語症をどうみるかという視点にも影響を与えた。失語型は，その原因としてもっとも多い脳血管障害によって生じる'症候群'として括られたものが基盤である。そこで，1つの考え方として，その症候群を構成している1つ1つの要素的症状に注目する視点が提唱された[6,7]。主な要素的症状として，［失構音/発語失行］，［音韻処理障害/音韻性錯語］，［喚語（＝語想起）障害］，［単語レベルの理解障害］の4つが取り上げられている[7]。これらの4つの要素的症状と語音弁別障害の責任病巣の局在を図1に示した。［失構音/発語失行］は左中心前回あるいは基底核領域，［音韻処理障害/音韻性錯語］は左縁上回を中心として上側頭回後部から中心後回までの領域，［喚語（＝語想起）障害］は3領域あり，Broca領域あるいは角回，あるいは下側頭回後部のいずれかである。なお，

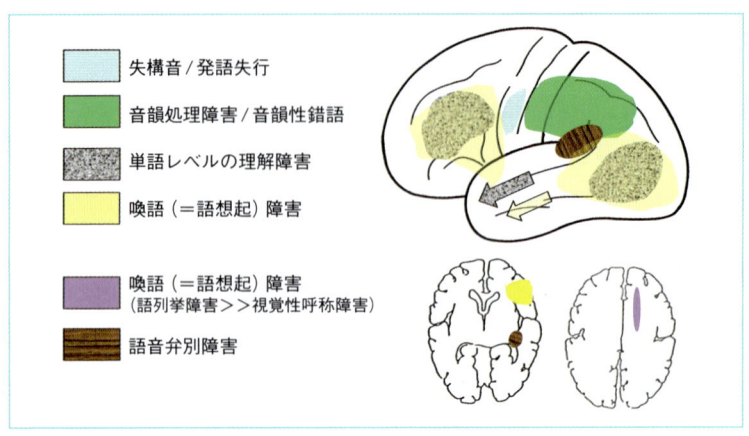

【図1】口頭言語における要素的症状と病巣の関係

本稿において，病巣部位の記載は，皮質の部位名のみを記載しているが，その部位and/or皮質下も含んでいる。表現の煩雑さを避けるために皮質名のみの記載で援用していることを了解されたい。失語症の症候は，もちろん，この4つの要素的症状のみでなく，これら以外にもさまざまな症状がある。例えば，語音弁別障害，文レベルの処理障害（文産生障害，文理解障害），音韻性錯語以外の錯語（例えば，語性錯語など）である。しかし，ここで要素的症状としてこの4つ（失構音/発語失行，音韻処理障害/音韻性錯語，喚語障害，単語レベルの理解障害）を特に取り上げたのは，2つの理由がある。1つは病巣を知る手がかりとして有用だからという点と，もう1つは失語型を分類する要件として最低限の必要事項として有用だからである。この要素的症状の有無を明確に確認できれば，失語型の分類や病巣の局在を推測することができるのである[8～10]。

脳損傷によって出現する失語症として今日汎用されている失語型を**表1**に示した。基本的には古典的失語症分類が基盤になっている。古典的失語症分類とは，もともと

> **KeyWord**
> **＊古典的失語症分類**
> Wernickeらの古典論の考え方を継承したGeschwind-Goodgrassらに始まるボストン学派が中心となって提唱してきた失語型の分類であり，今日の失語症分類の基本となっている。

【表1】失語型の分類

A. シルヴィウス溝周辺失語症候群
・Broca失語
・伝導失語
・Wernicke失語
B. 境界領域失語症候群
・超皮質性感覚失語
・超皮質性運動失語
・混合型超皮質性失語
C. その他
1) 要素的症状のみの純粋型
・純粋語唖（＝純粋失構音，純粋発語失行）
・純粋語聾（＝pure word deafness）
・健忘失語
2) 解剖学的な部位名を冠した失語型
・皮質下性失語（線条体失語，視床失語）
・補足運動野失語
・Broca領域失語
3) 特殊な失語型
・語義失語

Wernickeらの古典論の考え方を継承したGeschwind-Goodgrassらに始まるボストン学派が中心になって提唱してきた失語型の分類である[2]。主な失語型として，6種類の失語型，すなわち，Broca失語，伝導失語，Wernicke失語，超皮質性感覚失語，超皮質性運動失語，混合型超皮質性失語，その他，要素的症状のみの純粋型として，純粋失構音（＝純粋語唖，純粋発語失行），純粋語聾，健忘失語などもある[※注2]。失語型は，この他にも，病巣部位名を冠した失語型：皮質下性失語（線条体失語，視床失語），補足運動野失語[11]，Broca領域失語[12, 13]，特殊型として語義失語などもある。したがって，今日汎用されているこれらの失語型の名称は，古くから用いられてきた名称を援用したもの，要素的症状1つからなる純粋型，画像診断の発

※注2：Benson(1979)の著書では失語症の分類は，口頭言語（＝音声聴覚言語）に関して，シルヴィウス裂失語症候群（Broca失語，Wernicke失語，伝導失語），境界領域失語症候群（超皮質性運動失語，前大脳動脈領域梗塞失語，超皮質性感覚失語，混合型超皮質性失語），皮質下失語症候群（Marieの方形葉失語，視床失語，線条体失語，白質病巣失語），非局在性失語（健忘失語，全失語）などに分類されている。そのうち，表1では，前大脳動脈領域失語は，今日，補足運動野失語と呼ばれることが多いので，その命名を採用した。また，線条体失語と視床失語は，皮質下性失語に整理した。Marieの方形葉失語は，現在，使用頻度が低いことから削除した。

達により病巣部位名を冠したものなど，成り立ちの経緯が異なるさまざまな失語型名が混在していることに留意する必要がある。

I．前頭葉損傷による失語症をめぐる議論

超皮質性感覚失語は，これまで左側頭～後頭葉の病巣で出現するとされてきた[2]。ところが，1990年代になり，「前頭葉損傷による超皮質性感覚失語」が報告され始め[14～17]，成書にも引用されている[18]。このタイプは，失語症の臨床に携わっている者にとっては珍しくはなく，日常一般的に遭遇するタイプである。欧米でも報告例は散見されていたが[19]，例外的な扱いが多く，前頭葉損傷によって，いわゆる'流暢'性の失語が出現するという事実が一般に浸透するには長い年月を要した。その理由を，相馬[12]は［前方損傷＝非流暢性失語］，［後方損傷＝流暢性失語］という二分法の印象が強いためと推測している。19世紀の半ばからの定理（dogma）として君臨してきた仮説を訂正するには，抵抗が大きかったのかもしれない。このことは，自明の証拠を突きつけられても，定理（dogma）を疑い，訂正することがいかに難しいかを如実に示しており，歴史から我々は多くを学ぶ必要がある。

II．前頭葉性超皮質性感覚失語

❶ 前頭葉性超皮質性感覚失語の症状

前頭葉性超皮質性感覚失語（frontal TCSA：ここではfTCSAと略する）は，臨床的に観察される症状としては，通常の超皮質性感覚失語と同じである。要点は，構音系（phonetic）の問題がないこと，すなわち失構音/発語失行

> **KeyWord**
> **＊前頭葉性超皮質性感覚失語**
> 前頭葉の損傷で，超皮質性感覚失語が出現する。すなわち，失構音/発語失行や音韻性錯語は認めず，復唱良好であるが，理解障害と喚語（＝語想起）障害がみられる。前頭葉損傷で流暢性失語が出現することは，前頭葉に病巣があっても，失構音/発語失行の責任病巣である左中心前回や，発語量を低下させる内側面（補足運動野）に病巣が及ばなければ，何の不思議でもない。

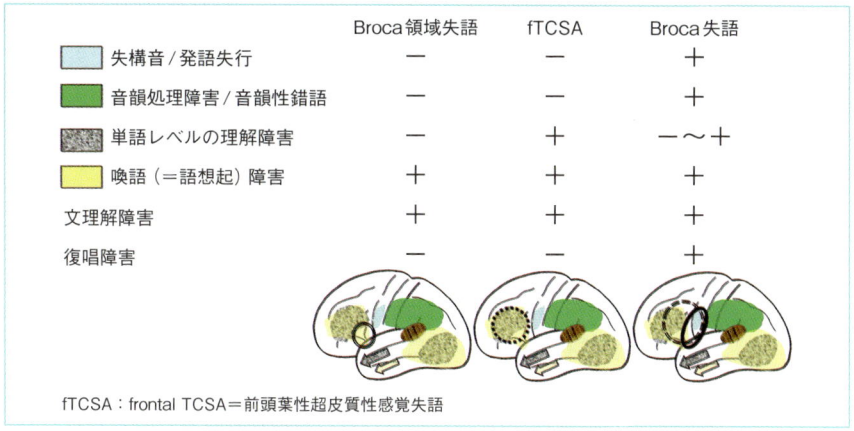

【図2】Broca領域失語，fTCSA，Broca失語の症状と責任病巣の比較

を認めないこと，音韻系（phonemic）の問題もないこと，すなわち音韻性錯語が出現しないこと，言語理解障害がみられること，喚語（＝語の想起）障害がみられることである。加えて，言語の把持力（言語性短期記憶）が保持されている。超皮質性失語は，一般に「復唱良好」が特徴とされているが，これは，失構音/発語失行や音韻性錯語などの発語に問題がなく，言語把持力（言語性短期記憶）が保持されている結果，復唱できるという理由による。したがって，臨床的には，復唱課題で，失構音も音韻性錯語もなく，文レベルでも復唱ができれば，構音系・音韻系に問題がなく，かつ言語把持力も保たれていることを一挙に証明することができ，復唱は課題として有用である。加えて，呼称，単語・文の理解を調べれば，診断は容易である。

❷ 前頭葉性超皮質性感覚失語の病巣

責任病巣は左下前頭回～中前頭回は必ず含まれる（図2）。左中心前回の中～下部（失構音/発語失行の責任病巣）は含まない。ただし，下前頭回や中前頭回の前方や上方に

病巣が及んでいたり，あるいは，中心前回の最下部に，病巣が及んでいることもある．中心前回の最下部は，失構音/発語失行の責任病巣として関係ないことは既に指摘されている[20]．

❸ 症例提示

ここで症例を提示する．
【症例1】：65歳右利き男性
【主訴】①言葉がでにくい，②リモコンの操作ができない
【現病歴】夜テレビを見ていて，リモコン操作ができなくなった．翌朝，言葉がでにくい感じがあり，病院を受診し，脳梗塞を指摘され，入院した．
【既往歴】3年前から高血圧，糖尿病で投薬を受けている．
【神経学的所見】意識：清明．脳神経系：問題なし．運動系：明らかな麻痺はなし．感覚・協調運動系：問題なし．
【画像所見】MRI画像を図3に示す．FLAIR画像で，左下前頭回から中前頭回に及ぶ梗塞巣が認められた．
【神経心理学的所見】
1）言語所見

　自発話は，構音やプロソディに問題なく，失構音/発語失行は認めなかった．また，音韻性錯語も認めなかった．しかし，例えば'ご気分はいかがですか'の問いには，「別に変わりないと思います」などと流暢かつ適切に返答できるが，'お仕事は？'の問いには「お仕事は…コック」，'どこか調子が悪かったのですか？'の問いには，「どこか調子がわるかったんですか…次の日，調子が悪くて，次の日，論文，論文に来たのか…」などのエコラリア（echolalia/反響言語）と喚語障害（＝語想起障害）および語性錯語が認められた．

　表2にWAB失語症検査（Western Aphasia Battery）結

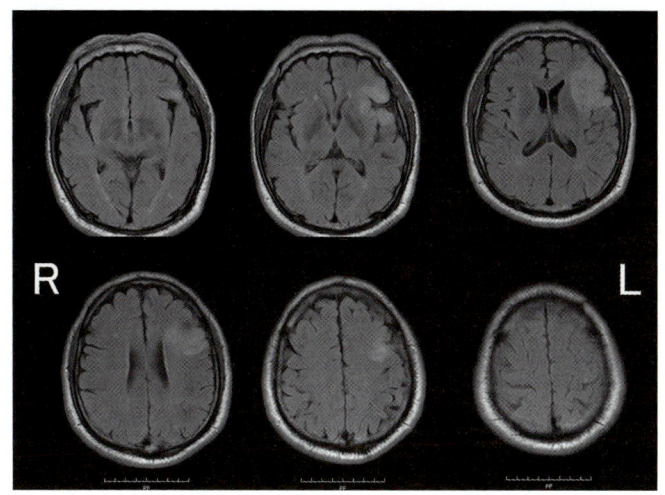

【図3】症例1のMRI（FLAIR）画像

【表2】症例1のWAB失語症検査結果

WAB失語症検査			発症9日目	発症25日目
聴覚的理解	ⅡA.	"はい""いいえ"で答える問題	48/60	54/60
	ⅡB.	単語の聴覚的認知	26/60	48/60
	ⅡC.	継時的命令	25/80	35/80
復唱	Ⅲ.	単語＆文	95/100	97/100
呼称	ⅣA.	物品呼称	39/60	57/60
	ⅣB.	語列挙	9個/分	6個/分
読み	ⅤA.	文章の理解		12/40
	ⅤB.	文字による命令文		16/20
書字	ⅥD.	単語の書き取り　漢字		2.5/6
		仮名		4/6

果を示す．

2）その他の所見（発症25日目）

　立方体の模写，手指パタン模倣も問題なく，構成障害は認めないと考えた．

Trail Making Test（TMT）では，Aで既に誤りがあり，視覚性探索・注意機能に問題があることが示唆された。Bは，Aで疲労を訴え，辞退希望があったため，施行していない。レーブン色彩マトリックス検査（RCPM）は27/36点であり，該当年齢の平均値（60～69歳平均29.2±5.398）に照らして，正常範囲と判断した。

本例は，左下～中前頭回損傷によって，失語症を呈したが，いわゆる流暢な発話で，失構音も音韻性錯語も認めず，復唱は良好であった。理解は単語レベルでも文レベルでも障害を認め，喚語障害も認めた。また，読み書き障害も認めた。以上より，失語型としては超皮質性感覚失語と診断した。

経過は良好で，発症25日目には，発症9日目と比較して言語機能に大きな改善を示した。

❹ 前頭葉性超皮質性感覚失語と後方領域損傷による超皮質性感覚失語の相違

fTCSAにおいて臨床的に検出される症状は，これまで提唱されてきた超皮質性感覚失語の典型的な症状として矛盾しない。fTCSAは，従来，報告されてきた後方領域損傷による超皮質性感覚失語（posterior TCSA：ここではpTCSAと略する）の症候との違いはないのか。この問いに対する答えとして，いくつかの報告がある。

fTCSAは，臨床的な印象として，日常会話では理解がそれほど悪いようには思えないが，単語を聞いて，該当する絵や対象を指差すような指示課題では予想以上に低下していることが指摘されている[21]。例えば，fTCSA群とpTCSA群のWAB失語症検査の単語指示課題の成績を比較すると，両群で平均点がほぼ同じであったが，一方，yes-no課題では，fTCSA群のほうがpTCSA群よりも有

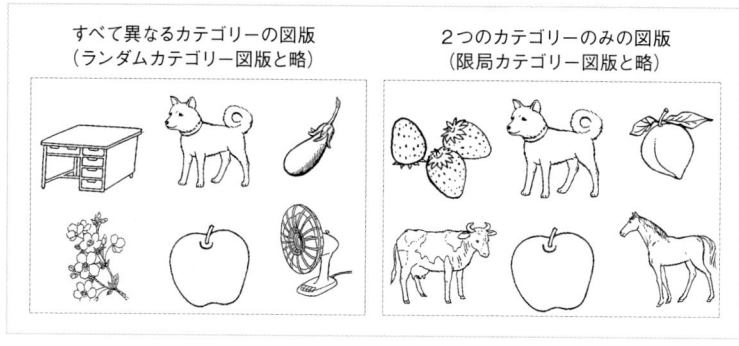

【図4】単語指示課題の選択肢図版

(大槻美佳, 相馬芳明, 青木賢樹, ほか：単語指示課題における前頭葉損傷と後方領域損傷の相違―超皮質性感覚失語の検討―. 脳と神経, 50：995-1002, 1998参照)

意に点数が高かったことが報告されている[21]。fTCSA群とpTCSA群の相違は，別の課題でも明らかである[22]。それは，通常の単語指示課題において，選択肢（6択）を2種類用意するという課題で検討されている（図4）。1つは，選択肢の6つの対象がすべて異なる意味カテゴリーに属する図版（ランダムカテゴリー図版：例えば，机，犬，茄子，桜，林檎，扇風機）と，もう1つは，2つのカテゴリーのどちらかに属する図版（限局カテゴリー図版：例えば，苺，林檎，桃と，牛，犬，馬）である。この図版を用いて，同じ単語についてABBA法で提示し，正答率を比較した。結果は，fTCSA群ではランダムカテゴリー図版でも限局カテゴリー図版でも，図版による正答率に有意差はなく，pTCSA群では，ランダムカテゴリー図版を用いたほうが，限局カテゴリー図版を用いたほうより，正答率が有意に高かったのである[22]。このことは，pTCSA群では，ターゲットの単語が意味的に類似していると迷ってしまう，すなわち，「犬はどれですか」と言われ，「inu」という語は，林檎や桃や苺とは異なることはわかるが，馬や牛とは迷った

り，誤ったりしやすいということである．カテゴリー特異性のある障害の検討や機能画像による報告などからも，意味のネットワーク構造に関して，同じカテゴリーの語彙は，解剖学的に近傍で処理されていることが示唆されている．これらの知見と合わせて考えると，pTCSAは，提示された語のカテゴリー近傍にまでは，認知過程が進んでいるが，最後に，どの語なのかというところで問題が生じやすいことが推測される．一方，fTCSAの反応は，「inu」という語を聞いても，馬や牛と迷うのと同じく，机，桜，林檎，茄子，扇風機とも迷ったり，誤ったりすることを示している．このことは，fTCSAにおける単語指示課題の誤りは，意味ネットワーク構造に関係するものではない可能性が示唆される．

　さらに大槻ら[23, 24]は，単語呼称課題においても，fTCSAとpTCSAを区別する方法を見出している．それは，呼称課題における誤り分析によってなされる．通常，呼称課題では，提示した対象（絵や実物）の命名をするが，正答以外の反応として，まったく出ない（無反応）の他に，各種の錯語があり得る．そこで，その錯語について，意味性錯語（同じまたは類似のカテゴリー内の別の語を言う：例として，「りんご」に対して「みかん」と言う）と，無関連錯語（意味カテゴリーに類似性が見いだせない単語を言う：例として，「りんご」に対して「ぼうし」と言う）の出現率を比較した[23, 24]．結果は，fTCSA群では，意味性錯語も無関連錯語も観察され，両者の出現に有意差は見出せなかったが，pTCSA群では，意味性錯語が有意に多かったのである．このことは，pTCSA群では，例えば「りんご」を見て，果物のカテゴリーまではアクセスできているが，そこで，最後に誤って「みかん」の語を取り出してしまっている可能性が推測される．一方，fTCSA群では，「りんご」

を見ても，果物のカテゴリー内での誤りのみでなく，まったく関連のない「ぼうし」の語を取り出すことも少なくないと解釈される．このことも，pTCSAの誤りは，意味ネットワーク近傍で起きているのに対し，fTCSAの誤りは，それとは別の過程で生じている可能性が推測される．

III. Broca領域失語

1 Broca領域失語の症状

Broca領域に比較的限局した損傷による失語は，Broca領域失語と称されている．その症状は，以下に要約される[12,13]．発語は流暢性であり，構音の歪みや電文体はなく，すなわち，失構音/発語失行や，失文法的発話はみられない．また，音韻性錯語などの音韻の誤りもない．復唱は良好で，単語レベルの理解障害もない．障害されているのは，文レベルの理解と喚語（＝語想起）である．錯語に関しては，音韻系の問題がないので，音韻性錯語は出現しないが，語性錯語が混じることはある．また読み書きは障害を伴う例もあるが伴わない例もあり一定しない．その他，失語症の程度は全般に軽く，回復は速やかであることも指摘されている．fTCSAとの違いは，図2に示したように，単語レベルの理解障害の有無である．

これまでも，Broca領域に比較的限局した損傷を持つ症例についてさまざまな報告があった．詳細は成書[25]を参照されたいが，その失語像の表現は研究者によって異なり，例えば，'小運動失語'[26,27]，'超皮質性運動失語'[28,29]，'失文法性障害を伴う超皮質性運動失語'[30]などがある．また，Alexanderら[31]はBroca's area aphasiaと称し，Broca領域に比較的限局した病巣を持つ患者を報告している．これらの報告は，失語型の名称はさまざまであるが，症状として

KeyWord

* **Broca領域失語**

前頭葉性超皮質性感覚失語から，単語理解障害を除いたものと考えるとわかりやすい．発語は流暢で，失構音/発語失行や音韻性錯語なし，復唱良好，単語理解良好，しかし，喚語（＝語想起）障害あり，文レベルの理解障害が出現する．Broca領域にほぼ限局した病巣で生じるが，中前頭回後部や，中心前回の最下部，島などに多少の侵襲があっても同失語型となる．

分類すると大きく3つの立場に分類できると言える。1つは，これまで言及されてきたどの失語型にもあてはまらない新しい一群として「Broca領域失語」を定義する[12,13]立場，2つめは，「超皮質性運動失語」あるいはそのバリエーション像と捉える立場[28〜30]，3つめは「一過性の失語」という視点で，失語の内容としてはBroca失語，健忘失語，超皮質性運動失語などさまざまなバリエーションがあり得るとする立場[26,27,31]である。しかし，これらの3群は，失語型の定義や解釈次第では，類似の病像を表現している可能性もある。なぜならば，「超皮質性運動失語」と診断される要件は，「自発話の低下」と「良好な復唱」のみであり，その他に限定されている要件や除外規定はない[2,10]。したがって，例えば，失構音/発語失行がなく，音韻性錯語もなく，復唱良好で，単語理解障害がなく，ただ，喚語障害と複雑な文理解に軽度の障害を示す患者に，「自発話の低下」がみられた場合，超皮質性運動失語と診断されうる可能性がある。特に，文理解障害が軽度である場合，超皮質性運動失語では理解が「概ね」良好と表現されているのみであるので，どの程度の障害までが，容認されるかは明確ではない。この場合，流暢性失語に分類されるBroca領域失語と診断されるか，超皮質性運動失語と診断されるかの違いは，「自発話の低下」の有無のみとなる。しかし，この「自発話の低下」も，基準が明らかでなく，どの程度，自発話が減ったら，超皮質性運動失語なのか，どの程度までは流暢性失語の範疇に許容されるのかの境界が明らかでないのである[2,10]。この問題は，超皮質性感覚失語と超皮質性運動失語の間にも生じる。超皮質性感覚失語と超皮質性運動失語は，それぞれの典型例においては，超皮質性感覚失語は理解障害が必須で，発語はいわゆる流暢性に属し，一方，超皮質性運動失語は理解障害はないか，あっても比

較的軽度で，自発話の低下を生じると表現され，明確に区別されている．しかし，流暢と非流暢の間には，いずれにも分類しがたい状態があることは前述したとおりであり，自発話の低下についても，基準がない．加えて，理解障害に関しても，どの程度が「比較的軽度」として，超皮質性運動失語に容認されるのかの基準がない．大槻ら[32]は，補足運動野損傷による超皮質性運動失語を中心にした理解障害の検討で，病巣が前頭葉の背外側，すなわち中前頭回側に広がるほど，理解障害が重度になることを指摘しており，超皮質性運動失語でも，病巣の広がりと理解障害の重症度が関係する可能性が示唆されている．したがって，症状が軽い症例において，これらを考慮すると，Broca領域失語と，超皮質性運動失語，超皮質性感覚失語の間には，いずれに入れられるべきかの判断に苦慮するグレーゾーンに入る症例が存在する可能性がある．濱中[1]は，Broca領域に比較的限局した病巣では，復唱良好で，失構音を伴わないことは共通しているが，いわゆる流暢か非流暢かは，さまざまなタイプがあると言及している．また，病巣として，超皮質性運動失語が出現したという田邉[29]や榎戸[30]の症例では，相馬ら[12]の報告より病巣がやや上方に及んでいるとの指摘もあり[12]，わずかな病巣の違いが，自発性の低下や流暢性に関係するのかもしれない．Broca領域にほぼ限局した病巣を持つ患者の言語症状について，多くの報告において，症状自体は軽度で，速やかに改善することは一致しており，失語症状を表現する用語（失語型）は一致していないが，ある程度，類似点をもつ病像が浮かび上がってくる．

❷ Broca領域失語の病巣

　Broca領域は，下前頭回の三角部の後半1/2（あるいは

1/3）と弁蓋部とされている。Broca領域失語の病巣は，まさにこのBroca領域にほぼ限局された病巣と言えるが，厳密には，'ほぼ'限局しているに過ぎない。相馬[12]の報告例でも，病巣は，Broca領域から一部，中心前回の下端に及んでいる症例や，あるいは，上方の中前頭回後部に及んでいる症例もある。また，三角部の前方や，島前方への病巣の波及を伴っていることも少なくない。前述のfTCSAとの症候の相違は，単語レベルの理解障害の有無であり，それは中前頭回への侵襲の度合いに依存する可能性が指摘されている[7]。また，超皮質性運動失語との病巣の違いも明らかではないが，病巣がBroca領域よりやや上方や内側に伸展すると超皮質性運動失語に近くなる可能性が指摘されている[10, 12]。Broca領域失語を出現させる責任病巣の，厳密な範囲がどこであるのかは，今後の課題である。病巣の模式図と症候のまとめを図2に示す。ここではBroca領域に関係する各失語型の症状と病巣の概要を示している。Broca領域失語の病巣が中前頭回のほうへ大きく及ぶとfTCSAとなる。また，Broca失語の病巣は，Broca領域＋中心前回中〜下部の場合（実線）でも，それより前〜上方に及ぶ場合（破線）もありえる。

❸ 症例提示

ここで症例を提示する。
【症例2】59歳右利き女性
【主訴】言葉がでにくい。
【現病歴】朝，起床時，言葉がでず，右手も動きにくかったので，受診した。
【既往歴】8年前発作性心房細動と診断され，抗不整脈薬，抗凝固薬の投薬を受けていた。
【神経学的所見】意識清明，従命でき，発語もあるが，目

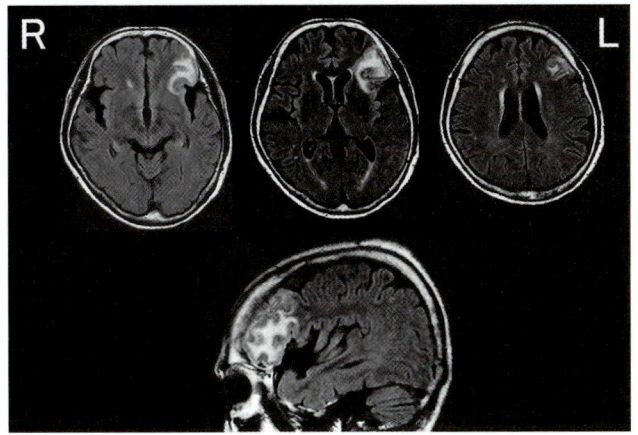

【図5】症例2のMRI（FLAIR）画像

標語が適切にでてこなかった。脳神経系・運動系・感覚系・協調運動系：問題なし。
【画像所見】MRI画像は図5に示した。左下前頭回（含：Broca領域）から一部中前頭回後部に及ぶ病巣を認めた。
【神経心理学的所見】
1）言語所見
　自発話は，構音の歪み（−），音韻性錯語（−）であったが，迂言や語性錯語が多かった。
　表3にWAB失語症検査結果を示す。
　聴覚的理解は，単語では問題なかったが，文レベルで低下を認めた。復唱は良好であった。喚語（＝語想起）は，物品呼称，語列挙ともに低下していた。

2）その他の所見
　立方体の模写，手指パタン模倣も問題なく，構成障害は認めないと考えた。RCPMは発症2日目で35/36点と良好であった。

【表3】症例2のWAB失語症検査結果

WAB失語症検査			発症5日目
聴覚的理解	ⅡA.	"はい""いいえ"で答える問題	60/60
	ⅡB.	単語の聴覚的認知	60/60
	ⅡC.	継時的命令	66/80
復唱	Ⅲ.	単語&文	100/100
呼称	ⅣA.	物品呼称	28/60
	ⅣB.	語列挙	11個/分
読み	ⅤA.	文章の理解	24/40
	ⅤB.	文字による命令文	18/20
書字	ⅥD.	単語の書き取り　漢字	4/6
		仮名	6/6

　本例は，発話はいわゆる流暢で，失構音/発語失行や音韻性錯語も認めず，復唱も良好であった。理解は単語レベルでは問題ないが，文になると低下した。また，喚語（＝語想起）障害を認めた。読み書きにも障害を認めた。以上の所見は，単語レベルの理解に問題がない点で，超皮質性感覚失語には分類できず，文レベルでの理解障害がある点で，健忘失語にも分類できず，古典的な失語症分類のどれにもあてはまらない。本例の症候は，相馬ら[12,13]の提唱する，Broca領域失語に一致すると考えられた。

❹ Broca領域と文の処理

　相馬らの提唱[12,13]によるBroca領域失語の1つの特徴として，理解は，単語レベルではほぼ正常であるが，文レベルでは障害がある点が指摘されている。Broca領域と文の処理能力の関係については，fMRIの研究から，Broca領域に'文法'機能があるのではないかという報告がある[33]。ただし，このfMRIの研究には反論も少なくない。反論の多くは，下前頭回はワーキングメモリに負荷がかかれば賦活されうるので，下前頭回が必ずしも'文法'に関わるとは

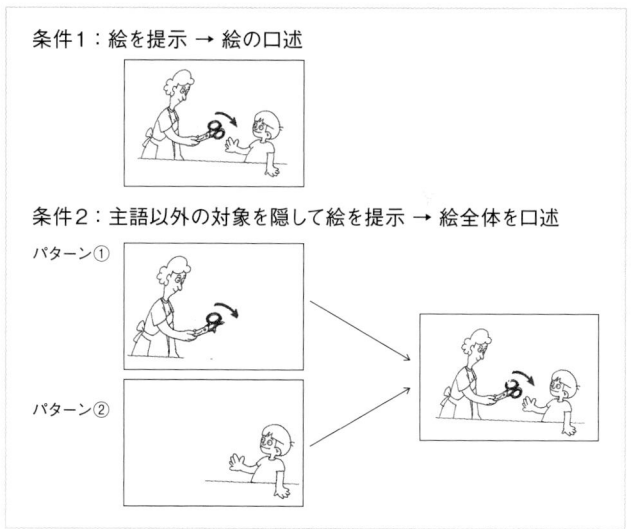

【図6】構文テスト：提示方法による文産生の違い検出
（大槻美佳：統語の神経機構．高次脳機能研究，33：195-204, 2013 参照）

言い切れないのではないかという点[34]，あるいは，文の処理に関わっているとは言えても，それが'文法'に限定されるとは限らないという点[35] に集約される。fMRIの解釈はさまざまな視点からなされるべきであるが，少なくとも言えることは，Broca領域は，文の処理に何らかの関係があるということである。

　臨床的な検討からは，前頭葉損傷患者においては，文の産生が障害されること，助詞の充填課題で障害を呈することは従来から指摘されているが，大槻[36] は，Broca領域を含む下前頭回に病巣のある患者群と，頭頂葉やその他の後方領域に病巣のある患者群について，文産生に関する課題を比較検討している。課題は，構文検査[37] の図版を用いた。図6の条件1に示した情景を文にして口述するという課題であるが，提示のパターンを2種類用意した。条件1は通

常のパターンである．すなわち，「お母さんが子どもにハサミを渡している」というように，'お母さん'を主語にしても，「子どもがお母さんからハサミをもらっている」と，'子ども'を主語にしても，あるいは「ハサミがお母さんから子どもに渡されている」という'ハサミ'を主語にすることもでき，自由に主語を選択できるパターンである．もう1つのパターンは，図6の条件2のように，最初は，子どもを隠して，主語は「お母さん」か「ハサミ」の二者か（①），あるいは，お母さんとハサミを隠して，主語は「子ども」に限定し（②），最初の語が出たら，絵の全貌をみせるパターンである．この2種類の課題における文産生能力を比較した．結果は，Broca領域を含む下前頭回に病巣のある患者群では，図6の条件1のように絵の全体を示して文を産生させるより，条件2の①か②のように，主語となりえる人や物を制限して提示し，発語が開始された段階で，絵の全貌を提示するというパターンのほうが，文産生成績が良好であった．このことはBroca領域を含む下前頭回損傷の患者では，ある状況を文にする場合の'視点'（この場合は主語，あるいは最初に口述する対象）を自発的に決めることに困難がある可能性を示唆している．また，構文検査[37]の誤り分析においても，Broca領域を含む下前頭回損傷の患者では，関係節が増えるなど，文が複雑になることよりも，主語が冒頭にこないような変則パターンの語順で，文理解成績が低下していた．このことは，文の理解の低下においても，Broca領域を含む下前頭回損傷患者では，視点を定めることの困難さが関与している可能性を示唆しているのかもしれない．fMRIを用いた最近の検討でもBroca領域が語順や文脈の関係に対して活動している可能性が示唆されている[38]．以上のように，Broca領域を含む下前頭回は，文の処理（文の産生や理解）に重要な役割を

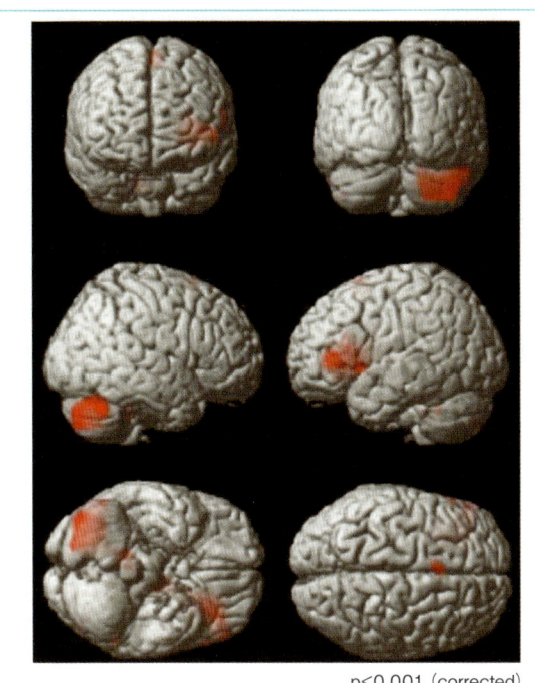

p<0.001 (corrected)

【図7】健常者6名に対するPET賦活試験(語想起課題)

果たしていることは確かであるが,その内容に関しては,助詞の処理なのか,視点の変換や語順,文脈の処理なのか,ワーキングメモリの関与なのか,さまざまな可能性がある。Broca領域失語における文理解障害のメカニズムについて,今後さらなる検討が必要であろう。

⑤ Broca領域と喚語(＝語の想起)

　Broca領域失語のもうひとつの大きな柱は喚語(＝語の想起)障害である。Broca領域損傷では,物品呼称のような視覚性呼称課題でも,語列挙課題(動物名を挙げるなど)でも,いずれにも成績低下を示す。またfMRIやPET （positron emission tomography）の賦活試験でも，語想起課題ではBroca領域での血流増加がみられる（図7）。語想起課題は，例えば語頭音からの語想起など，音韻を意識させると，音韻処理をしていると推測されている左縁上回の賦活が加わったり，条件により加わる賦活部位が変化するが，どのような課題でも，Broca領域は必ず血流増加を認める。また，近年，時間解像力のある電気生理学的な方法を用いて，脳の活動が経時的にどう変化してゆくのかを知るECDL法[注3；39, 40]などが発達してきたが，この方法を用いると，視覚性呼称時には，対象の視覚認知に関わる後頭葉が活動した後，側頭葉下面，側頭極を経て，500ms後にBroca領域の深部へ入ることが観察されている[41]。このことからも，Broca領域が，語の想起に大きな役割を果たしていることが推測される。しかし，それがどのような機能なのかについては今後の課題である。

※注3：ECDL法（等価電流双極子法：equivalent current dipole source localization）は，大脳表皮の電気活動を観察する脳波の一方法であるが，脳内の電気活動を電流双極子と等価であるとした解析方法で，その電源の位置を追跡評価することができる。詳細は他稿[39, 40]を参照されたい。

文　献

1) 秋元波留夫，大橋博司，杉下守弘，ほか，編：神経心理学の源流　失語編　上．創造出版，東京，1982.
2) Benson, D.F. : Aphasia, alexia, and agraphia. Churchhill Livingstone, USA, 1979.
3) Benson, D.F. : Fluency in aphasia : Correletion with radioisotope scan localization. Cortex, 3 : 373-394, 1967.
4) 波多野和夫，平川顕名，浜中淑彦，ほか：失語症に於ける流暢性概念の再検討．精神医学，27：679-688, 1985.
5) 大槻美佳：Anarthrieの症候学．神経心理学，21：172-182, 2005.
6) 相馬芳明：失語古典分類の問題点とその再構築への試み．神経心理学，13：162-166, 1997.
7) 大槻美佳：言語機能の局在地図．高次脳機能研究，27：231-243, 2007.
8) 大槻美佳：失語．神経内科，65：249-258, 2006.
9) 大槻美佳：失語症の定義とタイプ分類．神経内科，68：155-165,

2008.
10) 大槻美佳：失語症. 高次脳機能研究, 29：194-205, 2009.
11) Benson, D.F. : Aphasia. In : Clinical Neuropsychology, 3rd edition（eds Heilman, K.M., Valenstein, E.）. Oxford University Press, 1993.
12) 相馬芳明, 大槻美佳, 吉村菜穂子, ほか：Broca領域損傷による流暢性失語. 神経内科, 41：385-391, 1994.
13) Soma, Y., Otsuki, M., Aoki, K., et al. : The role of Broca's ares : a clinico-radiological study. Current progress in functional brain mapping : Science and applications（eds Yuasa, T., Prichard, J.W., Ogawa, S.）. Nishimura/ Smith- Gordon, pp.125-126, 1998.
14) 波多野和夫, 木村康子, 関本達也, ほか：聴覚性ないし視覚性反響言語を伴った超皮質性感覚失語の一例. 失語症研究, 7：235-242, 1987.
15) 佐藤睦子, 後藤恒夫, 渡辺一夫：左前頭葉損傷により超皮質性感覚失語と同語反復症を呈した1例. 神経心理学, 7：202-208, 1991.
16) 大槻美佳, 相馬芳明, 小山　晃, ほか：左前頭葉損傷による超皮質性感覚失語の1例. 脳と神経, 46：866-871, 1994.
17) Otsuki, M., Soma, Y., Koyama, A., et al. : Transcortical sensory aphasia following left frontal lesion. J Neurol, 245：69-76, 1998.
18) Devinsky, O., D'esposito, M. : Language, aphasia, and other speech disorders. In : Neurology of cognitive and behavioral disorders. Oxford University Press, pp.116-225, 2004.
19) Berthier, M.L., Starkstein, S.E., Leiguarda, R., et al. : Transcortical aphasia : importance of the nonspeech dominant hemisphere in language repetition. Brain, 114：1409-1427, 1991.
20) 杉下守弘：発語失行. 失語症研究, 129：33-37, 1994.
21) 大槻美佳：脳損傷からみることばのしくみ —よりよいリハビリテーションへのてがかりとして—. 言語聴覚学研究, 11：155-165, 2014.
22) 大槻美佳, 相馬芳明, 青木賢樹, ほか：単語指示課題における前頭葉損傷と後方領域損傷の相違—超皮質性感覚失語の検討—.

脳と神経, 50：995-1002, 1998.
23) 大槻美佳, 相馬芳明：局在病変による錯語. 失語症研究, 19：182-192, 1999.
24) 大槻美佳：錯語の脳内メカニズム. 神経研究の進歩, 47：725-733, 2003.
25) 大橋博司, 濱中淑彦, 編著：Broca中枢の謎. 言語機能局在をめぐる失語研究の軌跡. 金剛出版, 東京, 1985.
26) Mohr, J.P.：Rapid amelioration of motor aphasia. Arch Neurol, 28：77-82, 1973.
27) Mohr, J.P.：Broca's area and Broca's aphasia. In：Studies in neurolingustics（eds Whiteaker, H., Whiteaker, H.A.）. Vol 1, Academic Press, New York, 1976.
28) 榎戸秀昭, 倉知正佳, 鳥居方策, ほか：超皮質性運動失語の1剖検例. 脳と神経, 35：1131-1140, 1983.
29) 田邉敬貴, 大東祥孝：Broca領野とBroca失語. 脳と神経, 34：797-804, 1982.
30) 榎戸秀昭, 鳥居方策, 鈴木重忠, ほか：前方失語とローランド動脈. 神経心理学, 4：125-132, 1988.
31) Alexander, M.P., Naeser, M.A., Palumbo, C.：Broca's area aphasias：aphasia after lesions including the frontal operculum. Neurology, 40：353-362, 1990.
32) 大槻美佳, 相馬芳明, 小野寺理, ほか：左前頭葉内側面損傷による超皮質性運動失語における聴理解. 脳と神経, 47：1081-1085, 1995.
33) Hashimoto, R., Sakai, K.L.：Specialization in the left prefrontal cortex for sentence comprehension. Neuron, 35：589-597, 2002.
34) Saure, D., Kreher, B.W., Schnell, S., et al.：Ventral and dorsal pathways for langiage. Proc Nactl Acad Sci USA, 105：18035-18040, 2008.
35) Grodzinsky, Y.：The neurology of syntax: language use without Broca's area. Behav Brain Sci, 23：1-21, 2000.
36) 大槻美佳：統語の神経機構. 高次脳機能研究, 33：195-204, 2013.
37) 藤田郁代, 三宅孝子, 中西之信, ほか（日本聴能言語士協会失語症検査法委員会）：失語症構文検査 試案ⅡA, 1984.
38) Kristensen, L.B., Engberg-Pedersen, E., Wallentin, M.：Context

predicts word order processing in Broca's region. J Cogn Neurosci, 26：2762-2777, 2014.
39）山崎敏正：32チャネル電極キャップによる脳内等価電流双極子推定. Clinical Neuroscience, 18：186-190, 2000.
40）山ノ井髙洋, 豊島　恒, 大槻美佳：同音漢字想起時におけるヒト脳内活動部位の時空間推定. 北海学園大学 工学部研究報告, 39：113-123, 2011.
41）大槻美佳：言語の神経基盤とネットワーク. 神経心理学, 28：145-150, 2012.

第Ⅳ章 トピックス

word meaning deafness

関西電力病院リハビリテーション科　田中　春美
東北大学大学院医学系研究科高次機能障害学分野　松田　実

> **臨床に役立つ ワンポイント・アドバイス**
> One-point Advice
>
> 　語義聾では通常の失語症ではみられないような特徴的な病状を呈する。語の復唱はできるのに理解できないだけでなく，理解できない語を自ら書き取り，それを見て瞬時に理解するのである。音韻受容は正常で音韻入力辞書も壊れておらず意味システムそのものも正常であり，音韻入力辞書から意味システムへの到達障害が想定される。ただ本文に記載したように，詳細な検査を行うと純粋例は非常に少ない。
> 　そんなに少ない症例を問題にするのは，決して博物学的趣味からではない。多くの失語症での聴覚的理解障害には複数の要因が合併しているが，その中に語義聾における理解障害が存在していると考えられるのである。語義聾の純粋例の病態機序を検討することは，失語症一般の聴覚的理解の機序を考えることであり，聴覚言語と文字言語との関係を含めて健常人の言語の成り立ちを考えることにもなる。本文で示されたような一例一例の症状観察や詳細な言語検査についての考察は，純粋な語義聾症例の検討にのみ意味があるのではなく，一般の失語症の病態機序の検討にも普遍化することが可能なのである。

はじめに

　word-meaning deafnessとは，聴覚的には理解できない語を正確に復唱したり書き取ったりでき，文字で提示されればたちどころに理解できる，という他の失語型にはみら

れない症候である。Bramwellの報告後，その症状が非常に純粋なことから認知心理学的モデルの再考や検証の立場から詳細な検討が行われるようになり，逆に純粋例の存在自体が危うくなってきた感がある。

word-meaning deafness（以下WMD）例の反応は非常に特異的である。理解できない語を正確に繰り返すのは，"語音と語義の解離"を症状として持つ超皮質性感覚性失語や二方向性の失名詞失語や語義失語でも観察されるが，その際に，言われた語を自ら仮名で書き取って理解したり，話し手が文字で提示すると直ちに正確に理解する様[※注]は，他の失語型ではみられない。

以下にまずはWMDとして発表された症例および自験例を紹介する。次に用いられてきた神経心理学的検査を簡単に紹介する。最後にWMDの特異性についての筆者らの考えを述べる。

> ※注：漢字で提示すれば多くの失語症者の理解は向上する。しかしWMD例では，通常の表記形態ではない仮名書きであっても一瞥して理解する。

Ⅰ．word-meaning deafnessの症例

❶ Bramwellら[1]の症例

1897年Bramwellら[1]はword-deafness（語聾）の26歳の女性を報告した。発症約3ヵ月後の初診時，彼女は重篤なword-deafnessではあったが，時々物品の喚語困難と錯語を呈する以外はよく話せた。音読は良好だった。短い文の読解は可能だったが，長く複雑な文の読解は困難だった。書字での意思表示も可能だったが書き誤りがあった。

聴覚的理解は，一度に1単語のみを言われると理解しやすかった。短い文章はゆっくり区切りながら話してもらうといくつかを理解できた。理解できなかった語を同じ意味の他の語に言い換えてあげると理解できた。彼女は質問者の質問の最後の部分をしばしば自ら自動的に復唱し，その

後に意味を理解した．加えて説明しがたい特徴的な症状として，相手の言った単語や文章を理解できていないのに正確に復唱できたり，聴覚的には到底理解できない長い文章を正確に書き取った後に理解することができた．

❷ Ellis [2)] の報告

1984年 Ellis [2)] は理論上の重要な症候が純粋例において存在するのであり，上記のBramwellらの症例におけるWMDはそれであるとした．そしてWMDの症候は以下であるとした．

「word-meaning deafnessの患者は，自発話・書字・読解・音読がreasonablyに保たれている中，発話の理解は障害されている．pure-word deafnessとの違いは，word-meaning deafnessの患者は，理解できない単語や文を復唱したり書き取ったりできることである．」

またWMDは，auditory/phonological lexiconとsemanticsとの少なくとも部分的な離断であるとし，「early auditory analysis」は障害されておらず，また語彙経路（ロゴジェンモデルでいう direct lexical route：図1）も非語彙経路（ロゴジェンモデルでいう sub-lexical route：図1）も使えるので，単語も非単語も復唱できる，と解説した．書き取りができることの解釈についてはいろいろな可能性が考えられるとし，後世にその分析を託した．

❸ Kohnら [3)] の症例HN

1986年 Kohnら [3)] は軽度Wernicke失語症患者HNと非定型（Wernicke失語と超皮質性感覚失語と伝導失語の要素を持つ）失語症患者LLの単語の聴覚的理解におけるWMDの症状について検討し，書き取りの障害の検討から，WMDには"pre-access"の障害（図2のBのレベル）と"post-

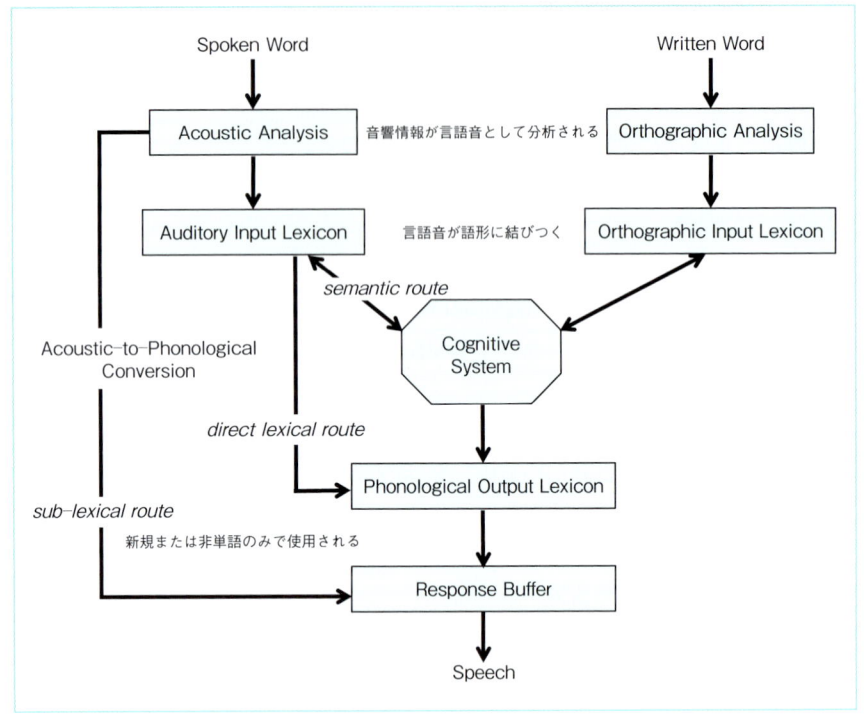

【図1】ロゴジェンモデル
(Franklin (1989)[4] を一部改変)

access"の障害(**図2**のAのレベル)が考えられるとした。Bのレベルの障害では聴覚的な意味理解も書き取りも障害され,Aのレベルの障害では書き取りはできるが聴覚的な意味理解が障害される。

"pre-access"の障害であるとされた症例LLは,身体部位の聴覚的認知課題で22/26正答したが,残り4語は正確に復唱はできたが書き取ることはできなかった。なお検査者がその4語を書き示したら,LLは直ちに理解した。

"post-access"の障害とされた症例HNは,同様の課題に13/15正答したが,残り2部位は正確に復唱はしたが理解

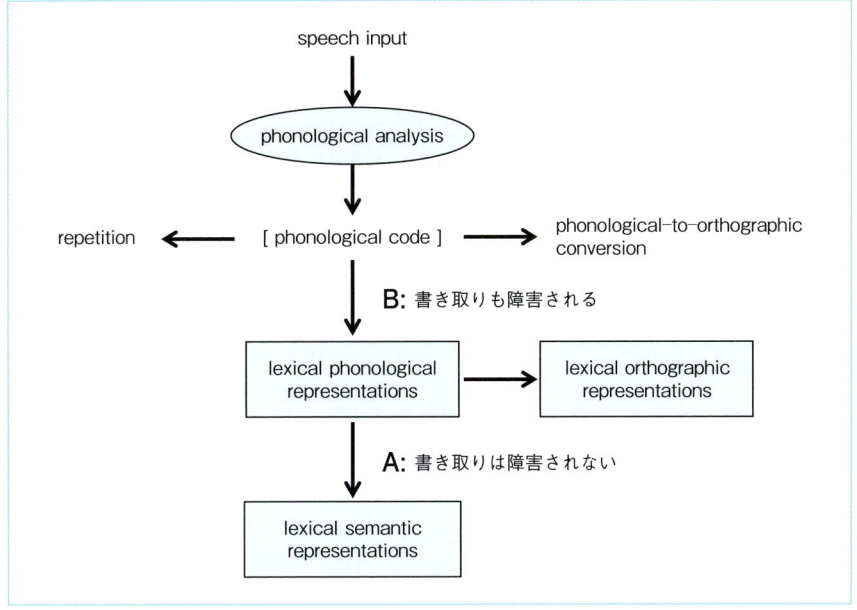

【図2】pre-accessの障害（B）とpost-accessの障害（A）
（Kohnら（1986）[3]を一部改変）

できずに躊躇し当惑した。そこで検査者が言われた語を書けるかと問うと，彼はそれを正確に書き，自分の書いた文字を読み，直ちに正確な身体部位を指し示した。彼はirregular and/or ambiguousなスペル（例：thigh, knee, hair）でも書き取ることができた。

④ Franklin[4]の症例DRB

1989年Franklin[4]は語の復唱に関わる3つの経路（図1左側）の説明と，WMDにおける読解の保存（図1右側）をロゴジェンモデルで説明した後，聴覚的理解のみに的を絞って5つのレベルでそれぞれ起こる障害を説明した（図3）。このうち意味システムに達するまでの障害は3種類で，

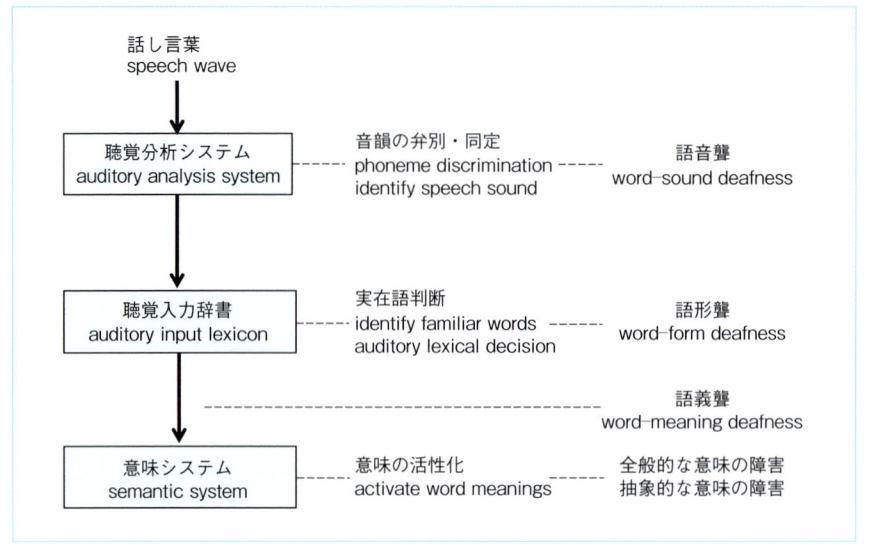

【図3】聴覚的理解における各段階での障害
(Franklin (1989)[4] を改変)

　word-sound deafness（語音聾）は言語音の聴覚分析が障害され，重篤な場合は言語音におけるdeafの状態を呈する。軽度の障害の場合は語音弁別のような言語音の正確な弁別や同定が障害される。復唱におけるどの経路も（図1）聴覚分析システムによる語音分析（acoustic analysis）を必要とするので，復唱はまったくできない。word-form deafness（語形聾）は正しいword formにアクセスできないので，言われた語に音韻的に似た語に聞き誤りやすい。このレベルの障害は，Kohnら[3]の"pre-access"の障害に該当する。WMD（語義聾）はKohnら[3]の"post-access"の障害に該当し，lexical decision（語彙性判断）ができるのに意味理解ができない。言葉を聞いても・文字を見ても理解できなければ意味システムの障害であるが，文字を見て理解できればその障害は聴覚モダリティ特有の障害であると考えら

れる,とした。彼らが提示した9例のfluent aphasiaのうち,症例ESはword-sound deafness,症例EC・AH・MKはword-form deafness,症例DRBはWMDであった。

🖢 Franklinら[5]の報告

1994年Franklinら[5]は,症例DRBに発症2〜4年後に施行した詳細な神経心理学的検査の結果を発表した。そしてDRBは聴覚的語彙性判断は具象語も抽象語も保たれていたが聴覚的理解は抽象語のほうが悪かったので,FranklinらはDRBを"Abstract word meaning deafness"であるとした。またDRBは復唱(単語80語は44％正答,非単語は正答なし)や書き取りも障害されていた(心像性の高い語で54％・心像性の低い語で16％の正答)ので,後に[6]症例DRBはWMDの純粋例ではなく,軽度のword-sound deafnessであるとした。

> **KeyWord**
> * **心像性**
> imageability, concreteness, 具象性, を同義として用いた。

🖢 Franklinら[6]の症例DrO

1996年Franklinら[6]は,"理解できなかった語を正確に復唱できた"新たな症例DrOを報告した。DrOは聴覚的理解の障害は重度であったが,軽度の喚語困難はあるものの発話は流暢だった。重度の失書があり,書字は不可能だった。語彙性判断は正常範囲内だったが,短く抽象的な語で聴覚的理解の障害が明らかだった。復唱は3-8音素の単語は48/60・word-like nonwordは7/60・non-word-like nonwordは0/40の成績で,目標語に音韻的に極めて近い語に言い誤った。この誤り方は音読でも同様だったので,FranklinらはDrOの復唱の誤りの原因を入力面よりも表出レベルの障害にあるとした。しかしDrOに更なる検査を行ったTylerら[7]は,子音の異同弁別の成績の低さ(子音の異なる位置が語頭では15％,語尾では7％誤った:正常値はそ

> **KeyWord**
> * **word-like nonword**
> 単語の弁別素性1つを他の弁別素性に変えた単語に似た非単語。

> **KeyWord**
> * **non-word-like nonword**
> 短い単語であれば弁別素性2つ,長ければそれ以上を他に変えた単語に似ない非単語。

れぞれが5%・4%)、プライミング課題における聴覚的語彙性判断の反応時間の遅さ (1233msec、正常範囲は703-904msec)、素早く復唱させた時の成績低下 (25%の誤り)、単語復唱の遅さ (1022msec、正常範囲は337-841msec) から、DrOは言語音の聴覚的入力全般に障害があったと述べている。

❼ Hallら[8)] の症例KW

1997年Hallら[8)]は軽度の障害を聴覚分析システム (CVC非単語の異同弁別が75/80の正答) や聴覚入力辞書 (聴覚的語彙性判断が単語は69/80・非単語は73/80の正答) に持っていたが、規則語と非規則語の書き取りが同程度 (ともに36/60正答) に保たれていたWMDの症例KWを報告した。KWの書き取りの特徴は、意味を理解できない語でも正確に書き取れた (後述) 点であった。

❽ Jónsdóttirら[9)] の症例

1998年Jónsdóttirら[9)]が報告した多発性硬化症の症例は、子供に本を読んであげられないことと話し言葉の理解障害・記憶障害を主訴としていた。理解障害については「他人が外国語を話しているように聞こえる」と述べた。検査では絵カードの聴覚的理解は40/40に正答したがトークンテストの成績が29/36と低く、理解までに時間を要し、時々文を繰り返してから正答した。文の復唱と聴覚的語彙性判断は正常だったという。

❾ 辰巳ら[10, 11)] の症例

1991年辰巳らは「WMDと思われる」例を学会で報告した[10)]。しかし後[11)]にこの症例は、語音弁別検査が60dBの刺激でも左耳が95%・右耳が91%の正答でしかなかった

こと，101音節の復唱が81-91％の成績であったこと，非単語の復唱が予備検査レベルでも70％程度の正答であったこと，から音声知覚に軽い障害を認めたとし，聴覚的語彙性判断が24％誤ったことと合わせ，聴理解障害の原因を音声知覚障害と語形聾の合併に求めた。

⑩ Plasenciaら[12] の症例CGM

2006年Plasenciaら[12]は聴覚的理解の悪さに比べ，復唱と書き取りの保たれた症例CGMを報告した。CGMは「lexical phonological analysis」は「correctly」（課題内容は記載されていない）で，復唱は，1〜5音節の単語は20/20・同非単語は16/20語正答だった。書き取りは，単語は20/20・非単語は17/20語の正答だった。しかしスペイン語版失語症検査（BDAE）の単語の復唱は70％・文の復唱は60％，書き取りは70％の成績だった。同検査の単語・文の音読はまったくできなかった。聴覚的理解は，年齢や住所など個人にかかわる質問には10/10正答したが，ハーモニカは楽器ですか？など物品に関する80の質問にはまったく答えられなかった。また3択（選択肢は意味的に近い語）での絵カードのポインティングは36/52（70％）の正答であった。なお検査成績以外でのコミュニケーションの様子については記載されていない。

⑪ Bormannら[13] の症例BB

2012年Bormannら[13]はshort-term memoryは極めて障害（一桁の数字の復唱は16/18可能，二桁の数字では7/30のみ可能。単語の復唱は9/40のみ可能）されているものの聴覚的語彙性判断が正常レベル（97％正答）に保たれていた症例BBに，刺激単語や選択肢を工夫した語彙性判断や聴覚的理解の検査を行った。結果は以下のとおりである。

(1) 聴覚的理解（絵カードの3択でのポインティング）で，症例BBは頻度効果を示さなかった。抽象語のほうが具象語よりも障害されているとはいえ，具象語のみを使用しても正答は15/20であった。他の課題でも抽象語のみならず具象語にも大いに誤りを認めた。
(2) computational modelでは語彙性判断はword-like nonwordのほうが難しいとされているが，症例BBはword-like nonwordで且つ低頻度語の60語中58語に正答した（正常範囲）。
(3) 語彙性判断で正答した語を用いて直後に絵カードの聴覚的ポインティングさせたところ，2択の選択肢が意味的類似語の課題では28/72（39％）・音韻的類似語の課題では60/75（80％）に正答し，両者の違いは明らかだった。

Ⅱ．WMDの自験例

著者らはWMDの54歳女性[14, 15)]と31歳女性[16)]を発表した。両者とも時々相手の言った言葉を何回も正確に繰り返しながら理解しようと努め，時には自ら書き取ることによって理解した。相手が（通常の表記形態で示せばもちろんのこと）通常は漢字で表記する語を仮名で書き示しても，たちどころに理解した。それらが「がいこうじれい」や「ぜんりょう」「ひるあんどん」などの低頻度語であっても同様であった。また54歳女性例では，「えび」や「なこうど」という語を聴覚的に提示すると「わからない」と言いつつ「海老」や「仲人」と書き下してから理解に至ったり，「かれんだー」を聴覚提示するとわからないといいつつ片仮名で「カレンダー」と書いて理解した場合もあった。

31歳の症例は，単音節の復唱は98/101正答し，誤った2音節も再度刺激を与えたら正答できた。単語の復唱は6

音節語まで正しく可能，非単語（無意味音節の連続であるnon-word-like nonword）の復唱は4音節語で4/5に正答した．聴覚的語彙性判断は78/80正答だった．漢字一文字・二文字熟語の書き取りは，漢字を想起できた28語のうち聴覚的刺激のみで書き取れた（聴覚的刺激が意味理解につながった）のは16語で，残りの12語は検査者が仮名を書き与えたら漢字を想起できた．

III. WMDの病巣

Franklinら[6]の症例DrOは左MCA領域の梗塞，Hallら[8]の症例KWは左側頭頭頂葉の皮質から側脳室に至る皮質下を含む楔状の脳梗塞，Plasenciaら[12]の症例CGMは左後頭頭頂葉の梗塞だった．自験例の54歳女性[15]は左側頭頭頂葉の梗塞が主で，一部左前頭葉にも梗塞巣があった．自験例の31歳女性[16]は脳出血で血腫除去術を施行され，検査時のMRIでは左中心前回から縁上回に及ぶ細長い低吸収域を認めた．後にword-sound deafnessの軽度であるとされたFranklin[5]の症例DRBは左MCA領域の梗塞，語形聾とされた辰巳ら[11]の症例は左側頭頭頂葉皮質皮質下の広範な梗塞であった．両側に病巣を有したのは2例で，Jónsdóttirら[9]の症例は病因がMSで，側脳室周辺の白質・後頭葉白質・上側頭回の皮質下のそれぞれ両側に病巣を認めた．Bormannら[13]の症例BBは脳塞栓で，左側頭頭頂葉・左視床・右頭頂葉に病巣を認めた．以上，比較的少数例ではあるが，ほぼ全例が側頭頭頂葉の比較的広い病巣をもち，初期にはWernicke失語を呈し，その回復期にWMDの病像を呈していると考えられる．

Ⅳ. WMDの検証のために施行された文献上の神経心理学的検査

❶ 聴覚分析システムの障害の有無を調べる検査

純音聴力検査，語音聴力検査，ピッチやフォルマントの異同弁別検査，CV音節やCVCの異同弁別検査。用いる非単語は，単語の弁別素性を1音素～3音素・語頭か語尾かで異ならせて作成。

❷ 聴覚入力辞書の障害の有無を調べる検査

語彙性判断，picture/word decision（単語あるいは非語を聞かせ，その単語が眼前のカードに一致しているか否かを答えさせる。刺激語が単語の場合は語義理解の検査にもなる）。用いる単語は，頻度・心像性・語の長さを統制。非語は用いる単語の1音素を変えたもの。

一般に頻度効果は音韻表象の障害を反映し，心像性効果は"音韻表象から意味表象へ至る経路"の障害を反映すると考えられている。よってWMDでは頻度効果（−）心像性効果（＋）になるはずである。聴覚的理解でこの点を調べてある報告では，FranklinらのDrO[6]とBormannらのBB[13]がこの傾向を示した。自験例の54歳女性[16]では頻度効果は調べていないが，心像性効果を認めた。HallらのKW[8]は頻度効果（−）心像性効果（−）であった。復唱でこの点について言及のある報告は少なく，DrOは心像性効果（−），BBは頻度効果（＋）心像性効果（＋）であった。書き取りでは，HallらのKW[7]が頻度効果（＋）心像性効果（＋），自験例の31歳女性[16]が頻度効果（−）心像性効果（＋）であった。なお後日[5] word-sound deafnessの軽度とされたFranklinの症例DRB[4]は，復唱で頻度効果（−）心像性効果（＋）であり，この点だけからみれば，音韻表

象に障害を持たないことになる。

❸ 意味システムの障害の有無を調べる検査

類義語判断，類義語選び，意味的に近い語選び，仲間はずれ探し。用いる単語は頻度・心像性を統制。

❹ 聞かされた単語の意味理解障害の有無を調べる検査

絵カードのポインティング，単語の意味説明。選択肢は意味的近似語／音韻的近似語。用いる単語は頻度・心像性を統制。

❺ 復唱という経路の障害の有無を調べる検査

単語の復唱，非単語の復唱。用いる単語は，頻度・心像性・語の長さを統制。用いる非語はword-like nonword, non-word-like nonword。

WMDではdirect lexical routeが保存されているので理解できない単語でも復唱することができるし，sub-lexical routeを使って非単語の復唱もできるとされている（図1）。しかし報告例を詳細に検討してみると，非単語の復唱がある程度以上に保たれている症例は少ない。後にword-sound deafnessとされた症例DRB[4]が単語44％・非単語0％の正答だったり，語形聾とされた辰巳らの症例[11]が単語は98％の正答だが非単語の正答が33/100や18/60だったり，STMの障害を持つ症例BB[13]が単語9/40・非単語1/40の正答だったりしたのは当然かとも思うが，WMDであるとされるDrO[6]であっても単語が48/60・word-like nonwordが7/60・non-word-like nonwordが0/40正答と単語も非単語も復唱の成績が低い。症例KW[8]は単語で158/160正答したのに反し非単語は11/20の成績であった。非単語の復唱が80％正答と保たれていたのは，症例

CGM（非単語で16/20正答）[12]と田中らの自験例（4音節のnon-word-like nonwordで80％正答，同2-3音節は100％正答）[16]のみであった。

⑥ 書き取りという経路の障害の有無を調べる検査

単語の書き取り，非単語の書き取り，同音異義語の書き取り。用いる単語は頻度・規則性・文字数を統制。

"post-access"の障害であるWMDでは書き取りが保たれているとされるが，WMD例に書き取りの検査を行った報告は次の2つのみである。症例CGM[12]は単語は20/20・非単語は17/20書き取れ，症例KW[8]は非規則語が70/160書き取れた。なお症例DrO[6]は重度の失書を合併していたために書字は調べられていない。欧米語においては規則語/非規則語の成績の比較が文字言語障害を解釈する上で重要であるが，文字体系の異なる日本語にこれをそのまま当てはめるのは難しい[15]。筆者らは31歳の自験例[16]に，意味理解を伴わなくても可能な書き取り，つまり片仮名や平仮名での2〜5音節語の書き取り（例：バラ，サングラス，ざる，ひなまつり）を行った。結果はそれぞれ34/35・33/35の正答で，日本語使用のWMD例では，たとえ意味を理解できなくても音韻との1対1対応で正答が可能な"仮名の書き取り"は障害されないことが示された。

V. 検査に関する筆者らの見解

さて各システムや経路の障害の有無を調べるために，いろいろな検査が工夫され行われてきた。ではそれぞれの検査でどの程度の成績がとれていれば，あるいはどの程度障害されていればWMDというのであろうか？ 筆者らは，重要なのは1989年にFranklinが示したWMDの定義，す

なわち"聴覚的に理解できない語を，正確に復唱したり書き取ったり聴覚的語彙性判断ができ，文字で示されればたちどころに理解できる"であると考える。その観点からみて示唆に富む検査は，同じ語を用いて評価を行った下記であろう。

❶ 復唱も語彙性判断もできているのに，その語の意味を理解できない

（1）Franklinら[6]は，DrOの正しい復唱が正しい意味理解に結びつくのか否かを調べるために，頻度・心像性・音節数を統制した665語の復唱→語義の説明を行わせた。結果665語中486語は正確に復唱も意味の叙述も行えた。誤った179語中129語は復唱は正確だったが意味を述べられなかった。残り50語中29語は誤った単語に復唱し，復唱した単語のほうの意味を述べてしまった。残り21語は誤った語に復唱したが，復唱した語ではなく与えられた語のほうの意味を述べた。この21語の成績の質は，"彼の意味理解障害は軽度の音韻入力障害に因る"という意見[7]に矛盾する。

（2）著者の一人[13,14]は54歳の症例に，復唱・聴覚的語彙性判断・聴覚的理解（意味がわかる／わからないを答えさせた）を同じ検査語を用いて行った結果，復唱はすべて正確に可能，聴覚的語彙性判断は39/40正答，聴覚的理解は34/40（具象名詞は19/20・抽象名詞は15/20）の正答だった。後二者の正答率は大きくは変わらないが，聴覚的語彙性判断が即答だったのに対し聴覚的理解は正答34語のうちの15語が遅延反応であり，両者間には大きな差があった。

❷ "復唱ができている語"の意味理解と書き取りの成績

（1）Hallら[8]はKWに3〜5文字から成る160の非規則

語を用いて，復唱→語の意味説明→書き取り→語の意味説明を順に行わせた。結果，復唱は158／160語正答だったが，意味の説明は46語のみが完全または不完全正答で，誤答の内の104語は無反応，10語は不適切な説明内容であった。書き取りは70/160語正答で，内43語は意味の説明はできていないのに書き取りは正しかった。書き取り後に再度意味を説明させると，最初の書き取りでは意味を説明できなかった114語の内65語を説明（不完全正答を含む）できるようになっていた。なお65語の内10語は若干書き誤ってはいたが，正しく意味を説明した。

VI. WMDに関する筆者らの仮説

さて，なぜWMDでは"聴覚的に理解できない語を，正確に復唱したり書き取ったり聴覚的語彙性判断ができ，文字で示されればたちどころに理解できる"のであろうか。筆者らは二つの可能性を考えている。

❶ WMDでは，聴覚的に入力された音韻の活性が，意味に到達するには不十分なのではないか

（1）だから自ら何回も復唱し，理解しようと努めるのではないだろうか。だから（日本語の場合意味に極めて密接に結びついている漢字でなくとも）仮名を提示されただけで，不十分であった音韻が補強されてたちどころに意味に結びつくのではないだろうか。

（2）だから非単語になると，復唱の成績が十分とは言えないのではないだろうか（Ⅳ：❺参照）。このことは多くのWMD例が側頭頭頂葉の比較的大きな病巣を持ち，初期には比較的重度のWernicke失語を呈していたことと関係する。音韻受容系の障害が多少は残存しているために，単

語の復唱はできるようになっても非単語の復唱は困難で，文や句の復唱も正常でない例が多いのではないだろうか。

❷ WMDでは，理解には至らなかった単語でも，ある程度は意味が賦活されているのではないか

（1）だから日本語の場合，通常の表記形態ではない仮名綴り（非通常表記語）を，極端な場合は一文字見ただけで，すべての仮名を音化する前にすぐに意味を理解できるのではないだろうか。

（2）だから聴覚的理解における選択肢が意味的に近い語だと，ある程度は賦活されている刺激語の意味が選択肢の意味に撹乱されて誤りが増すのではないだろうか。その証拠に，DrOでは93％が正答であったpicture/word decision test（提示の絵と言われた語が一致するか否かを答える課題）で，音韻的類似語の選択肢への誤りが6％であったのに対し，意味的類似語への誤りは16％であった[6]。またBBでは絵カードの聴覚的ポインティング（2択）で，選択肢が音韻的類似語の場合には80％正答なのに対し，意味的類似語の場合は39％正答に低下した[13]。WMDの自験例（54歳女性例）では意味理解できなくとも漢字を書き下すことが観察されているが，これは潜在的には意味が賦活されているからなのではないだろうか。アルファベット言語でも不規則語が書き取れる（症例HN, KW）ためには，潜在的な意味の支えがなければ困難なのではないだろうか。

まとめ

WMDは基本的には言語音の入力や認知，そして語彙の判断レベルまでは保たれている。しかし「音韻表象にはいくつかの段階があり，復唱ができる程度の音韻表象と，安定して意味と連合する音韻表象とはレベルが異なり，後者

のほうがより水準が高い」[15]ために意味にまでは到達できないと考える。通常は漢字で表記される語を仮名で提示されても即座に理解できるのは、「仮名書きされた音韻が聴覚提示された音韻よりも範疇化され、安定した音韻表象を表しているからである」[15]。

復唱、実在語か否かの判断、仮名文字への変換（仮名の書き取り）、というレベルで必要とされる音韻情報の活性化の強さや安定性と、意味を理解するレベルで必要とされる音韻情報のそれとは異なることを、WMD例は我々に示してくれている。

文　献

1) Bramwell, B., Edin, F.R.C.P., Edin, F.R.S. : Illutrative cases of aphasia. The Lancet, 1 : 1256-1259, 1897.
2) Ellis, A.W. : Introduction to Byrom Bramwell's (1987) case of word meaning deafness. Cognitive Neuropsychology, 1 : 245-258, 1984.
3) Kohn, S.E., Friedman, R.B. : Word-meaning deafness ; a phonological-semantic dissociation. Cognitive Neuropsychology, 3 : 291-308, 1986.
4) Franklin, S. : Dissociations in auditory word comprehension ; evidence from nine fluent aphasic patients. Aphasiology, 3 : 189-207, 1989.
5) Franklin, S., Howard, D., Patterson, K. : Abstract word meaning deafness. Cognitive Neuropsychology, 11 : 1-34, 1994.
6) Franklin, S., Turner, J., Lambon Ralph, M.A., et al. : A distinctive case of word meaning deafness? Cognitive Neuropsychology, 13 : 1139-1162, 1996.
7) Tyler, L.K., Moss, H.E. : Imageability and category-specificity. Cognitive Neuropsychology, 14 : 293-318, 1997.
8) Hall, D.A., Riddoch, M.J. : Word meaning deafness : Spelling words that are not understood. Cognitive Neuropsychology, 14 : 1131-1164, 1997.

9) Jónsdóttir, M.K., Magnússon, T., Kjartansson, Ó. : Pure alexia and word-meaning deafness in a patient with multiple sclerosis. Arch Neurol, 55 : 1473-1474, 1998.
10) 辰巳　格, 物井寿子 : Word meaning deafnessと思われる症例の音声言語, 文字言語の理解について. 神経心理学, 7 : 265-266, 1991.
11) 辰巳　格, 田中正之, 伏見貴夫, ほか : 単語理解のプロセス―語聾症例の音声理解障害に関する研究. ことばの障害と脳のはたらき（小嶋祥三, 鹿取廣人, 監修）. ミネルヴァ書房, 京都, pp.279-321, 2000.
12) Plasencia, P.M., Dorado, J.I., Rodríguez, J.M.S., et al. : Neuropsychological evidence for "word-meaning deafness" in a Spanish-speaking patient. Brain Lang, 97 : 214-218, 2006.
13) Bormann, T., Weiller, C. : "Are there lexicons?" A study of lexical and semantic processing in word-meaning deafness suggests "yes". Cortex, 48 : 294-307, 2012.
14) 鈴木則夫, 松田　実, 生天目英比古, ほか : word-meaning deafnessの一例（会）. 第24回日本失語症学会抄録集, 90, 2000.
15) 松田　実, 鈴木則夫, 長濱康弘, ほか : 読み書き障害の認知心理学―その貢献と弊害―. 高次脳機能研究, 26 : 141-155, 2006.
16) 田中春美, 松田　実, 水田秀子, ほか : word-meaning deafnessの1例. 失語症研究, 21 : 272-279, 2001.

第Ⅳ章　トピックス

「意味」の意味—貯蔵とアクセスの問題

足利赤十字病院精神神経科　　船山　道隆
武蔵野大学大学院人間社会研究科，市川高次脳機能障害相談室　　小嶋　知幸

> **臨床に役立つ ワンポイント・アドバイス**
> One-point Advice
>
> 　まず，超皮質性感覚失語（語義失語）を特徴付ける重要な症状である語義理解障害をどのように考えるべきかを明らかにするため，そもそも「意味」とは何か，についての筆者らの考えを述べた．すなわち，意味とは，抽象化能力の産物である．抽象化能力とは，個々のエピソードをその都度のばらばらな事象として体験するのではなく，過去のエピソードの蓄積と照らし合わせながら，そこから共通項を抽出する能力のことである．そうすることによって，自分の家で飼っている犬も，絵本の中の犬も，シャツの刺繍の犬も，すべてが『犬』として理解されるようになる．これが犬の意味である．この能力はヒトに固有の能力であり，言語に代表される記号操作能力の獲得と強く結びついている．
> 　後半では，語義理解障害を中核とする非変性疾患による失語症多数例について，意味記憶障害の有無を調査し，さらに臨床症状の神経基盤（病巣）について検討した．
> 　最後に，意味記憶障害が語義失語像を包含することに異論はないが，語義失語は意味記憶障害である，という逆命題は成立しないと結論した．

はじめに—「意味」とは？

　本項では，超皮質性失語をめぐるもっとも重要な論点の1つである，「意味」について考えてみることから始めたい．
　筆者らの考えでは，意味とは，一言で述べると「抽象化

能力」の産物である．抽象化能力とは，さまざまなエピソードを体験する中で，それらを比較し，些末な差異を捨象し，分類し，「共通項」を抽出していく能力である．

具体例として，子供が「犬」の意味を獲得するプロセスを考えてみたい．子供が，一匹の犬（便宜的に「犬$_1$」とする）を見ていると，母親から"ワンワンね"という言葉（音声）を提示されるというエピソードがあったとする．そして，また別の場面で，その子供が別の犬（「犬$_2$」とする）を見ていると，ここでも母親から"ワンワンね"という言葉を提示されるというエピソードがあったとする．このようなエピソードが何回か積み重なった後，n回目に，「犬$_n$」を見た時，その子は，はじめて目にしたその「犬$_n$」に対して，母親の言葉を待たず，自ら"ワンワン"という「命名」を行う．これが，その子供の脳内に「犬」の意味が獲得された瞬間である．そして，一旦「犬」の意味が獲得されると，今度はその意味に照らして，個々の対象に対して「これは犬」「これは犬ではない」といった意味照合を行うようになる．

このような，「意味」の獲得は，ヒトに特有の，ある意味驚異的ともいえる現象であり，言語をはじめとする記号操作能力の獲得と強く結びついた能力である．

言うまでもないことだが，視覚対象である「犬」に対して聴覚対象（音声）である"ワンワン"が対応していることを理解しただけでは意味を獲得したことにはならない．異なる感覚モダリティに提示される対象同士を脳内で連合させるだけであれば，ヒト以外の霊長類でも相当程度の学習能力を示すことが知られている．しかし，ヒト以外の動物で，冒頭で述べた「抽象化」能力を獲得したという報告は，調べえた限りでは見当たらない．

また，筆者らは，「意味とは知識一般のことである」とい

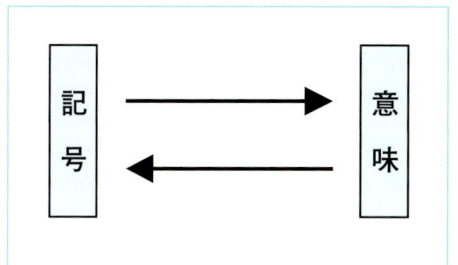

【図1】意味と記号の二項図式と，二項間の双方向性の処理

図1
記号から意味に向かう矢印がdecoding。意味から記号へ向かう矢印がencoding。

う説には条件を付したい。例えば「犬は哺乳動物である」「太陽は東から昇る」などの知識一般は，「犬」や「太陽」などの意味を前提として，すでに獲得済みの言語による論理的操作によって学習され，長期記憶として定着したものである。つまり，「意味イコール知識一般」ではなく，意味は知識一般の成立を可能にする基礎的な単位（前提条件）と考えるべきではないだろうか。したがって，正常に発達した成人が，突然「犬って何でしたっけ？」「太陽って何でしたっけ」などと言い出したら，意味障害（ここでは意味記憶障害と同義）が強く疑われるが，「犬って哺乳動物だったんですか？」「太陽は東から昇るんですか？」と言ったとしても，それは単なる知識の欠如であるかもしれず，即座に意味記憶障害を意味しない。

さらに筆者らは，「言語の意味」「物体の意味」といったように，あたかも意味に種別があるかのような立場はとらない。

ここで，意味と記号の二項図式を再確認したい（図1）。この二項間には双方向性の処理が行われうる。すなわち，意味は，記号から汲み取られ（decoding），あるいは，記号に乗せて発信される（encoding）。さらに，この図式において押さえておかなくてはならないことは，記号は形式

KeyWord
*decoding（記号解読）
記号が指し示している意味を解読する処理。脱号化ともいう。

KeyWord
*encoding（符号化）
decodingと逆方向の処理。発信したい意味を，何らかの形式で記号に変換する処理。

（素材）を問わないという点である。記号形式は，音声でも図形（画像，イラスト，漢字など）でも身振り（ジェスチャー，瞬きなど）でも何でも構わない。当然この場合，「実物」といわれる物体も記号である。

したがって，異なる形式の記号を用いて同一の意味を指し示す（referする）ことも可能である。

例えば，"りんご"という音声を聞いた時と，(任意の)りんご（実物）を見た時に，人の脳内で喚起される意味エントリについて考えてみたい。記号形式の素材特異性（音声であれば音響特性，物体・画像などであれば形態特性や色彩特性など）の違いによって，それぞれプラスアルファとして喚起される部分に差異があることは否定しないが，共通項として喚起される意味エントリは同一である。

このように，記号は形式を選ばない。ただし，コードすることのできる意味エントリの豊富さ，複雑さという点では，音声形式（厳密には音韻形式）が他の形式に比し圧倒的に勝っていることは論を待たない。

以上が，筆者らが考える「意味」の意味である。

I. 語義理解障害を中核とする失語

復唱が良好であるものの語義理解障害を中核とする失語は，語義失語，二方向性障害を有する超皮質性感覚失語，二方向性健忘失語などとして記載されている。井村（1943）[1]が記載した語義失語は，言語の意味理解の障害，語健忘や語性錯語，語の再認の障害，意味理解が不十分，復唱可能な語の反響的応答，理解を伴わぬ音読や書き取り（表層失読や表層失書）を特徴とする超皮質性感覚失語である。20世紀終わりごろに意味性認知症（semantic dementia）の概念が確立されてから，意味記憶障害との関連で語義失

> **KeyWord**
> *二方向性
> (two way)
> 記号から意味へ（decoding）という方向性と，意味から記号へ（encoding）という方向性。

> **KeyWord**
> *意味性認知症
> (semantic dementia)
> 前頭側頭葉変性症（frontotemporal lobar-degeneration：FTLD）という疾患概念の中の原発性進行性失語（primary progressive aphasia）の中の，さらに1つのタイプ。臨床症状にまつわる議論については本文参照。

語とほぼ同じ失語が海外でも報告されるようになった。Nearyら（1998）[2]の記載では，意味性認知症に出現する失語は流暢であるが情報量の少ない発話，呼称と意味理解といった二方向性の処理過程の障害，意味性錯語，表層失読や表層失書を特徴とする失語とされている。近年この失語型を，変性疾患であれば語義失語とし，変性疾患以外，すなわち，脳血管障害，脳腫瘍，頭部外傷などの疾患による場合は二方向性障害を有する超皮質性感覚失語ないしは二方向性健忘失語として区別する立場がある。しかし，ここで再考しなくてはならないことは，語義失語の端緒となった井村（1943）の論文には脳血管障害（井村は脳軟化症と記載）の症例が記載されていることである。その後も，脳炎（藤井ら，1959）[3]，脳血管障害（大橋，1965[4]の症例28），頭部外傷（鳥居ら，1976[5]，大熊ら，1969[6]，Sasanumaら，1975[7]）で語義失語を呈した症例が報告されている。鳥居ら（1976）の語義失語の報告では，語義失語の原因は痴呆ではないと記載されている。山鳥（2011）[8]は，語義失語はPick病に特異的な症状とみなされる傾向が近年みられるが，脳血管障害や脳外傷や脳炎などでも生じる症候群であると述べている。

このように復唱が良好であるものの語義理解障害を中核とする失語型をどう呼ぶかという点に対する議論はあるものの，実際には変性疾患以外の疾患においてもこのタイプの失語に遭遇することは稀ではない。

II. 語義失語と意味記憶障害
―貯蔵とアクセスの問題―

意味性認知症の経過の中でみられる失語症が語義失語の臨床型をとることから，語義失語は意味記憶障害に起因す

ると論じられることが多い。しかし，意味記憶障害は，重症度の差はあるにせよ，どのような記号形式からも意味をdecodingすることができない状態，すなわち意味の貯蔵の障害をいうのであって，語義を解さないという状況，すなわち言語形式から意味をdecodingすること，すなわち言語形式から意味へのアクセスが困難であるというだけでは意味記憶障害の必要条件を満たすのみであり，十分条件を満たしてはいない。語義失語像を呈するケースがすべて意味記憶障害をも呈しているか否かについては，慎重な検討を必要とする。

　意味記憶障害を調べる方法としては，Howardら (1992)[9]のPyramids and Palm Trees Testが知られている。このテストでは，ターゲットに対して関連の強い絵を2者択一で選択させる。例えば，ビールに対してはマグカップとグラスが選択肢で正解はグラス，ピラミッドに対してはヤシの木と松の木が選択肢で正解はヤシの木である。刺激を絵で提示する視覚課題と，文字で提示する言語課題があり，失語のために文字課題における成績が低下しても，視覚課題における組み合わせが良好であれば意味記憶は保たれていると判断される。しかし，視覚認知過程に脆弱性をきたす要因が合併してれば視覚課題においても成績は低下する。また，この検査には，冒頭で述べた筆者らの定義による意味の理解を測定しているのか，それとも知識一般の保存を測定しているのか判断が難しい項目も存在する。例えば，風車に対して，スイセンとチューリップの選択肢からチューリップを選択させる課題などは，「風車」の意味を問うというよりも，「オランダは風車とチューリップで有名である」という知識を問うものといえる。

　我々は以前，語義理解障害を中核とする失語症を呈するものの，日常生活における行動観察上，意味記憶障害を検

出しえなかった非変性疾患の1症例を報告した（中島ら，2011）[10]。このような症例にみられる語義理解障害は，意味記憶障害ではなく，音韻形式としての記号である語彙と意味記憶の間の双方向性のコーディング（アクセス）の障害として捉えるべきであると考察した。

以下，本項では，原因疾患が変性疾患ではなく，このタイプの失語型を呈した多数例について，神経心理学的所見から意味記憶障害の有無を検討し，さらに，病巣を重ね合わせて，臨床症状の神経基盤を検討した結果を報告する。

III. 症例検討
—語義理解障害を中核とする失語12例

対象は，以下の9項目の基準を満たす12例である。(1)右利きで教育歴が12年以上，(2)原因疾患が変性疾患ではない，(3)脳損傷以前に神経疾患や精神疾患の既往がない，(4)急性期を脱していて身体状態が安定している，(5)復唱が4文節以上可能であり，標準失語症検査（SLTA）の単語の復唱の正答率は100％かつ文の復唱の正答率は60％以上である，(6)音韻性錯語がない，(7)アナルトリー（発語失行）を認めない，(8)語義理解障害があり，失語症語彙検査（TLPA）の4-2意味カテゴリー別名詞検査の聴覚的理解検査の成績が健常コントロールの2SD以下，(9)注意障害や視覚性失認では成績の低下が説明できない。

1 神経心理学的所見

対象の基本的情報（年齢，性別，教育歴，発症からの月数）を表1に記載した。神経心理学的所見はIADL，知能，意味記憶，言語について測定した。まず，家事などの日常生活におけるIADLの機能の評価として日本語版の

> **KeyWord**
>
> * IADL (Instrumental Activities of Daily Living)
>
> 手段的日常生活動作能力。交通機関の利用や電話の応対，買物，食事の支度，家事，洗濯，服薬管理，金銭管理など，自立した生活を営むためのより複雑で多くの労作が求められる活動を指す。

Frenchay Activities Index（FAI）（蜂須賀ら，2001[11]）を用いた。知能に関しては，WAIS成人知能評価法の動作性IQ，レーヴン色彩マトリックス検査を用いた。

意味記憶の評価に関しては，厳密には筆者らが定義する意味を評価し得るものではないが，日常生活における明らかな意味記憶障害を捉える目的で，Informant Questionnaire on Cognitive Decline in the Elderly（IQCODE）（Jorm & Korten, 1988[12], http://cmhr.anu.edu.au/ageing/Iqcode/）の介護者による認知症の評価スケールを参考にした。このIQCODEの日本語版26項目のうち，意味記憶に焦点を当てた3項目，すなわち，①家族や親しい友人の顔がわかる，②家族や友人のことについて覚えている，③家庭の使いなれた機械の動かし方がわかる，を利用した。①の項目は相貌失認による影響を除外する目的で「家族や親しい友人を，姿を見るか声を聞くか，いずれかの方法を用いればわかる」（人の姿から意味をdecodingできるか）と変更した。②の項目はそのまま使用した。③の項目は，意味記憶以外の要素（遂行機能）も必要とするため，家庭の使いなれた日常物品に限定する目的で，「家庭の使いなれた（機械以外の）日常物品，例えば，歯ブラシ，くし，シャンプー，石鹸，鍵，やかん，はさみ，爪切りなどの使い方がわかる」（日常物品から意味をdecodingできるか）と変更した。すなわち，本研究では，対象の意味記憶を，人物と日常物品という側面に限定して，介護者からの評価を用いて評価した。評価法は，IQCODEでは10年前と比べて「はるかに回復」「多少回復」「大きな変化なし」「多少悪化」「はるかに悪化」と5段階に評価しているが，ここでの対象は変性疾患を除外しているため，脳損傷後の意識障害や通過症候群が脱した後に脳損傷前と比べてもっとも悪かった時期に対して質問を行った。本論での意味記憶障害「あり」の定義は，人

物ないしは日常物品の3項目のうち，少なくとも1項目に対して「多少悪化」あるいは「はるかに悪化」と評価された例とした．各項目とも意味記憶障害ありを0点，意味記憶障害なしを1点として，合計3点満点で評価した．

　言語面はSLTAの総合評価法（10点満点）を用いた．呼称と聴覚的理解については失語症語彙検査（TLPA）の4-1意味カテゴリー別名詞検査の呼称検査と4-2同・聴覚的理解検査を施行した．

❷ 病巣の提示法

　12例の患者の病巣をMRIcro software（http://www.mccauslandcenter.sc.edu/mricrogl/; McCausland Center for Brain Imaging, Columbia, SC）を用いて重ね合わせた．CT（6例）とMRI（6例）で認められた病巣を，まず肉眼にて脳溝を特定し，脳溝と病巣との位置関係を考慮しながらMRIcroのテンプレートに手動で描いた．ただし，この方法は以下に述べるようないくつかの問題がある．まず，MRIcroのテンプレートがMRIであるため，CTからMRIに移す場合の位置関係についての誤差である．また，CTとMRIという種類の異なる画像所見を同一にみなしていることも問題なしとしない．さらに頭部外傷では画像上明確に表されている病巣以外にもびまん性の病変が認められることが一般的であるが，この点は考慮されていない．今回，上記の問題がある上で重ね合わせ画像を提示することを付記しておきたい．

❸ 結果

1）神経心理学的所見

　表1は患者の基本情報と神経心理学的所見を表している．脳血管障害が7例，脳腫瘍が2例，頭部外傷が2例，

【表1】12症例の神経心理学的所見

	年齢/性別	病因	発症からの月数	教育年齢	FAI/45 (健常者 mean±SD)	RCPM/36 (健常者 mean±SD for healthy controls)	PIQ (正常範囲; 70-130)	IQCODE /3	SLTA (0-10)	TLPA 呼称 (健常者 193.4±5.4)	TLPA 聴覚的理解 (健常者 199.4±0.95)
Pt 1	32/女	脳腫瘍	6	16	25	30	102	3	10	170	188
Pt 2	34/男	脳腫瘍	9	12	24	36	96	3	10	123	171
Pt 3	45/女	静脈性脳梗塞	2	12	30	36 (34.0±2.0)	-	3	9	143	193
Pt 4	45/男	脳出血	91	16	14	32 (34.0±2.0)	68	1	9	64	63
Pt 5	57/女	頭部外傷	204	14	20 (32.9±8.8)	28 (34.2±2.1)	79	3	9	144	178
Pt 6	60/男	脳梗塞	5	12	21 (24.6±8.3)	33 (29.2±5.4)	77	1	9	77	145
Pt 7	63/女	くも膜下出血	4	12	28 (31.5±7.2)	31 (29.2±5.4)	-	3	8	156	187
Pt 8	66/男	頭部外傷	24	12	10 (24.6±8.3)	16 (29.2±5.4)	62	0	2	48	109
Pt 9	72/男	脳炎	115	16	25 (21.3±8.6)	36 (26.9±5.6)	115	3	8	129	153
Pt 10	77/女	くも膜下出血	3	12	2 (27.5±8.6)	27 (26.9±5.6)	-	2	8	128	165
Pt 11	80/女	くも膜下出血	4	12	14 (18.9±10.1)	25 (24.9±5.3)	116	3	8	113	156
Pt 12	88/女	脳出血	24	14	22 (18.9±10.1)	20 (24.9±5.3)	86	3	7	101	186

FAI, Frenchay Activities Index;
RCPM, レーヴン色彩マトリックス検査;
PIQ, performance intelligence quotient;
IQCODE, semantic memory on the Informant Questionnaire on Cognitive Decline in the Elderly; 3点のみを異常無しとした。
SLTA, 標準失語症検査総合評価法;
TLPA, 失語症語彙検査

脳炎が1例である。

　FAIで測定したIADLは健常者の標準値がある50歳以上では8例中5例が健常者の−1SD以内に，2例が−2SD以内に入り，残りの1例は−2SD以内に入っていなかった。したがって，多くの例においてFAIで測定するIADLは正常範囲内であった。

　知能に関してはPIQが測定できなかった例が3例あったが，測定できた9例中7例が正常範囲内（70〜130）であった。レーヴン色彩マトリックス検査は健常者の標準値がある45歳以上の9例中7例が健常者の−1SD以内に，1例が−2SD以内に入り，残りの1例は−2SD以内に入っていなかった。知能においてPIQおよびレーヴン色彩マトリックス検査のいずれもが正常範囲外12例中1例のみ（症例8）であった。まとめると多くの例で知能は正常範囲内であった。

　IQCODEを参考にした意味記憶検査では，12例中8例において異常を認めなかった。

　言語面であるが，SLTAの総合評価法は1例を除いて7点以上と比較的良好であった。おそらく音韻機能が保たれていることが背景にあると思われる。一方で，失語症語彙検査の成績は呼称および聴覚的理解ともに大きく低下していた。

　これらをまとめると，語義理解障害を中核症状とする失語例の多くの例では，知能，IADL，意味記憶には明らかな異常を認めないという結果となった。

2）神経基盤

　図2は12例の病巣の重ね合わせを示している。重ね合わせた場合の病巣の中核は左中側頭回の皮質下であった。また，いずれの患者の画像においても左中側頭回あるいはその皮質下に病巣を認めた。

図2
赤がもっとも重なった部分であり、次にオレンジ、黄、緑、水色、青、最後に紫がもっとも重ならなかった部位である。重ね合わせた場合の病巣の中核は、左中側頭回の皮質下であった。

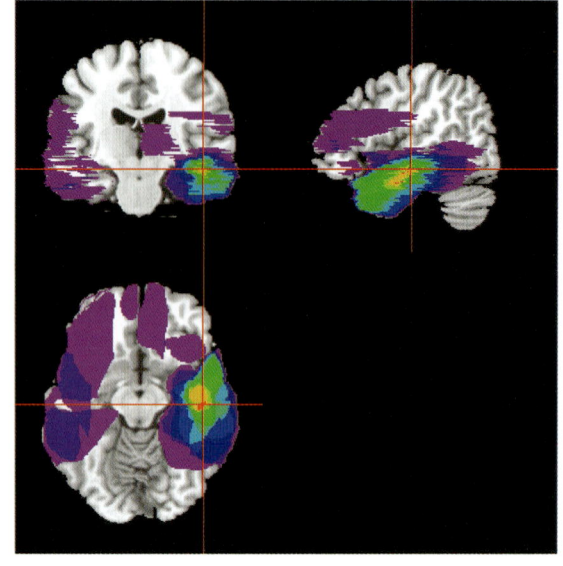

【図2】語義理解障害を中核とする失語12例の重ね合わせ

4 考察

　変性疾患以外の病因による語義理解障害を中核とする失語を呈する患者の多くは知能とIADLは正常であった。臨床的に明らかな意味記憶障害は1/3の例に疑われたのみであり、2/3の例では否定的であった。そして、病巣については、前述したように病巣の重ね合わせ法に十分とはいえない面はあったものの、中核は左中側頭回の皮質下であった。

　今回の研究では、対象の意味記憶障害の評価が、人物と日常物品に限定した調査であり、その点で、対象の意味記憶の全領域について厳密に調査し得ているかどうか、という点については議論の余地なしとしないが、知能検査の成績や、IADLといった行動観察面などからみても、今回の対象に明らかな意味記憶障害を認める可能性は極めて少な

いと思われる。左一側性の側頭葉前方に損傷を認める患者は意味記憶が保たれているという報告（Lambon Ralphら，2010[13]，西尾ら，2009[14]）とも矛盾しない。病巣については，個々の患者でも左中側頭回ないしはその皮質下に病巣を認めたため，病巣の重ね合わせもそれほど大きな誤差はないと思われる。

　我々の結果は，語義理解障害を中核とする失語は，意味の貯蔵障害の合併の有無とは独立に，言語という記号形式と意味との双方向のアクセス障害によっても出現することを示唆している。病巣に関しては，Wernicke野と意味記憶のハブといわれている左側頭極（Lambon Ralphら，2007[15]，Bonnerら，2013[16]）との間に位置していた。この領域は，語彙から意味記憶のハブへのアクセスルートに位置するのかもしれない。

　以上より，筆者らは，意味記憶障害であれば，語義失語が包含される，ということについて何ら異議を唱えるものではないが，逆は真ならずという点を強調したい。特に非変性疾患例の場合，語義理解障害を中核とする失語型は，ただちに意味記憶障害を示唆するものではなく，語彙と意味記憶の双方向性のアクセス障害として捉えることができるケースのほうがむしろ多いのである。

文　献

1) 井村恒郎：失語―日本語に於ける特性―．精神経誌, 47：196-218, 1943.
2) Neary, D., Snowden, J.S., Gustafson, L., et al. : Frontotemporal lobar degeneration. A consensus on clinical diagnostic criteria. Neurology, 51：1546-1554, 1998.
3) 藤井　薫，諸熊　修：語義失語症の1症例．精神医学, 1：431-435, 1959.

4) 大橋博司：臨床脳病理学. 創造出版, 東京, pp.100-101, 1965.
5) 鳥居方策, 安藤克己, 平口真理, ほか：頭部外傷と言語障害 ─いわゆる知性的言語障害を呈した2例を中心に─. 金医大誌, 1：100-110, 1976.
6) 大熊輝雄, 下山尚子：頭部外傷後特異な言語障害を示した1症例について ─言語障害と知性障害との関係を中心に─. 精神経誌, 71：32-47, 1969.
7) Sasanuma, S., Monoi, H.：The syndrome of Gogi (word-meaning) aphasia. Neurology, 25：627-632, 1975.
8) 山鳥　重：語義失語. Brain and Nerve, 63：811-820, 2011.
9) Howard, D., Patterson, K.：Pyramids and palm trees test：a test of semantic access from pictures and words. Bury St. Edmunds, UK：Thames Valley Test Company, 1992.
10) 中島明日佳, 船山道隆, 小嶋知幸：語義失語あるいは超皮質性感覚失語の語義理解障害をどう考えるか. 高次脳機能研究, 31：439-448, 2011.
11) 蜂須賀研二, 千坂洋巳, 河津隆三, ほか：応用的日常生活動作と無作為抽出法を用いて定めた在宅中高年齢者のFrenchay Activities Index標準値. リハビリテーション医学, 38：287-295, 2001.
12) Jorm, A.F., Korten, A.E.：Assessment of cognitive decline in the elderly by informant interview. British Journal of Psychiatry, 152：209-213, 1988.
13) Lambon Ralph, M.A., Cipolotti, L., Manes, F., et al.：Taking both sides：do unilateral anterior temporal lobe lesions disrupt semantic memory? Brain, 133：3243-3255, 2010.
14) 西尾慶之, 森　悦朗：Semantic dementia─多様式的な概念知識の障害 Semantic dementia─a Multimodal Disorder of Conceptual Knowledge. Brain and Nerve, 61：1236-1251, 2009.
15) Lambon Ralph, M.A., Lowe, C., Rogers, T.T.：Neural basis of category-specific semantic deficits for living things：evidence from semantic dementia, HSVE and a neural network model. Brain, 130：1127-1137, 2007.
16) Bonner, M.F., Price, A.R.：Where Is the Anterior Temporal Lobe and What Does It Do? The Journal of Neuroscience, 33：4213-4215, 2013.

第Ⅳ章　トピックス

自動言語, 特に反響言語・補完現象の基底
―意味と形式―

独立行政法人国立病院機構千葉医療センター神経内科　　古本　英晴

> **臨床に役立つ　ワンポイント・アドバイス**
> One-point Advice
>
> 　反響言語は超皮質性失語に限らず変性疾患でも観察され，基礎的病態の改善・悪化に伴い，部分型↔完全型↔減弱型と変化すると考えられている。反響言語は統辞構造の誤りを訂正して反響し，あるいは事態を主体的に捉え直して復唱するなどの点から，単純な復唱の保存・亢進とはいえない。反響言語は通常は流暢性発話だが時に努力性の反響言語を示す場合がある。また検査者の発話を反響することが多いが，周囲の言語刺激を反響する場合もある（ambient echolalia）。出現の「状況依存性」から反響言語を「環境依存症候群」の表現として捉えることも可能だが，この視点ですべてを了解できるわけではない。反響言語は補完現象や同時発話を伴うことがあり，これらは密接に関連している。反響言語・補完現象・反復言語は音韻の単純な独走ではなく，話者が積極的に関与した結果現れる現象である。このため，出現を認めた場合はその周囲の状況を含めた詳細な記録が必要である。反響言語を始めとする「自動言語」は責任病巣が不明確な点に加えて，安定して測定することが困難であるため，注意深い観察と厚い記述が重要となる。

　いわゆる自動言語には再帰性発話・滞続言語・反響言語・補完現象・同時発話・反復言語・語間代などがある（表1）が，紙面の都合もあり，超皮質性失語に関連が深い反響言語・補完現象ならびにこれに関連する同時発話について記述する。このテーマには既に波多野和夫先生という偉大な

【表1】いわゆる自動言語

- 再帰性発話 recurring utterance
  "tan,tan"「マタマタマタマタ」「ナカナカ」
- 滞続言語 stehende Redensarten
  何を聞いても自分の名前や生年月日など同じ語句を答える。持続的で制止不能
- 反響言語 echolalia
  ・聴覚的反響言語・視覚的反響言語(強迫的音読)
  ・聴覚的反響書字・視覚的反響書字
- 補完現象 completion phenomenon
- 同時発話 syllalia　　お名前はハシモトノボル → モトノボル
- 反復言語 palilalia　　これは何ですか?→魚です、魚です、魚です.
- 語間代 logoclonia　　歯痛くない?→痛く、ないないないない……

再帰性発話例は波多野ら[54]、東川ら[38]より引用。
同時発話・反復言語・語間代の例は波多野ら[10, 28, 33]より引用。

先駆者がおいでになり、30年近くを経ても今なおその原著から学び、得られることは計り知れない。

本稿では主として波多野先生の書かれた内容を踏まえ、若干の補遺を行い、異なる視点から問題提起につなげたいと考える。

Ⅰ. 反響言語

反響言語echolaliaはさまざまな疾患に伴って出現する(**表2**)。Alzheimer病や前頭側頭型認知症、皮質基底核変性症[1]、意識の混濁状態[2]、進行性核上性麻痺[3, 4]など、明瞭な失語症を伴わなくても観察される。特に自閉症ではその特徴ともされ、反響言語は限局された脳病変による超皮質性失語に特異的ではない。しかし反響言語と補完現象は実質的には常に超皮質性失語と関連づけて論じられてきた[5]。

反響言語はBerthier[5]によれば「他者が発した語や発話の不随意的・非伝達的復唱」とされるが、後述するように、

【表2】反響言語を呈する非失語性疾患

- 自閉症
- Gilles de la Tourette syndrome
- 統合失調症
- 認知症（Alzheimer病・前頭側頭型認知症）
- 皮質基底核変性症
- 進行性核上性麻痺
- 進行麻痺
- Parkinson病・脳炎後parkinsonism
- Huntington病
- てんかん
- 脳血管障害

随意性・非伝達性という点に不明確な部分があり，ここでは反響言語を操作的に「指示がないにもかかわらず，検査者などの語句の全部あるいは一部を復唱すること」としたい。多くの場合流暢な復唱であることが前提とされている。また典型的にはイントネーションもそのまま再現され，外国語や無意味語のような新奇な言語情報であってもそのまま反響するとされる。しかし個々の報告例をみると非定型的な構文の反響の記述は少なく，これらを反響言語の必要条件とすることは不適当と考えられる。

　反響言語は刺激語句の呈示から間をおかずに反響する即時型 immediate echolaliaと刺激語句の呈示から時間をおいて出現する遅延型 delayed echolaliaに分けられ，前者はさらに，2〜3文節の質問をそのまま繰り返す完全型 complete echolalia，発話の文頭に質問の全部または一部を取り込み，あるいは省略・付加・イントネーションの変化など多少とも変形して復唱する減弱型 mitigated echolalia，最終音節のみを反響する部分型 partial echolaliaに分けられる（**表3**）。またこのような反響される音韻列の性質とは別に，発話そのものの性状が非流暢な場

表3
反響言語の分類。遅延型は成人例と小児例（自閉症など）では潜時が大きく異なる。

【表3】反響言語 Echolalia

- ●即時型 immediate echolalia
  - 完全型 complete echolalia
    （松井と言います→松井と言います）
  - 減弱型 mitigated echolalia
    （痛いところはないですか→痛いところはある）
  - 部分型 partial echolalia
    （こんにちわ→ちわ）
  - 努力性 effortful echolalia
- ●遅延型 delayed echolalia

合を努力性反響言語effortful echolalia[6]として分離することができる。一方，後者のdelayed echolaliaは，自閉症に伴うものがよく知られ，数時間・数日の間をおいて以前聞いた文言を繰り返す。波多野ら[7]は一つ前の刺激文を反響する変性性認知症症例を報告し，刺激文の聴取からの潜時の差はあるものの一種の"delayed echolalia"が成人でも観察されることを報告している。

完全型・減弱型・部分型の各反響言語は固定したものではなく，変性性疾患であればその基礎疾病の進行，あるいは脳血管障害であればその回復に沿って変化することが知られている（図1）。変化の方向は基礎疾患が改善していく場合は，部分型反響言語→完全型反響言語→減弱型反響言語となり，疾病が進行する病態であればこの逆の過程を経る[7〜9]。また超皮質性失語に関連する場合に限ると，完全型反響言語は混合型超皮質性失語に，また減弱型反響言語は超皮質性感覚失語に伴うことが多く[10]。とくに超皮質性感覚失語では質問を取り込んでから返事を行う形の減弱型反響言語がよく見られるというが[7]，筆者の経験では超皮質性運動失語でも質問の取り込みはよく観察される。

反響言語において反響される語句は多くの場合検査者の

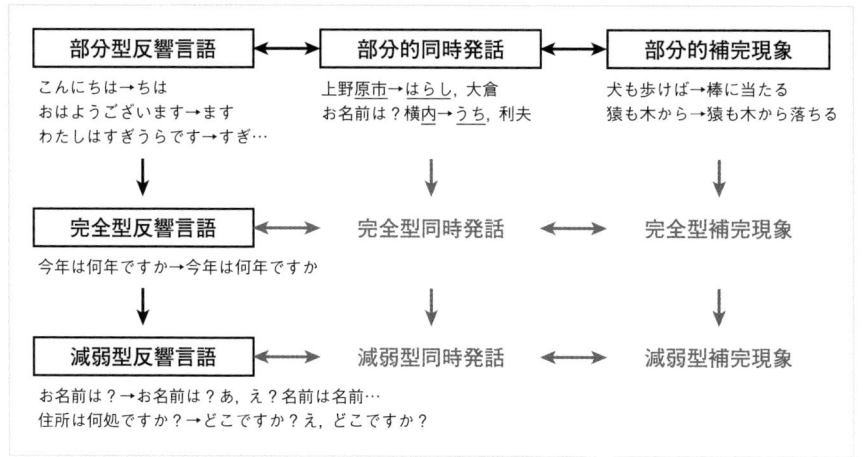

【図1】反響言語の変化と同時発話・補完現象との対応
完全型同時発話・減弱型同時発話・完全型補完現象・減弱型補完現象は定義上存在しない。
同時発話と減弱型反響言語例はそれぞれ東川ら[38]，辰巳ら[8]より引用。

語句であり，また反響言語は検査状況でのみ観察されることが多く，その発現には状況依存性が認められる[11, 12]が，状況と無関係に周囲の会話やテレビのコマーシャル文句を復唱してしまう場合もある（ambient echolalia）[4, 7, 13〜17]。また反響言語はしばしば同時発話syllalia※注1を伴うことも知られている[7]。

反響言語はしばしば理解を伴わない音韻的な処理の解放あるいは独走と単純に捉えられてきた。しかしすでにBrown[18]はpersonalization（例；"How are you?" → "How am I?"）を指摘し，さらに文法的に誤った語句を修正して反響する様子から，反響言語が受動的な「復唱」の亢進・保存ではないことを示している。努力性反響言語をはじめとして反響言語を自らの発話のきっかけ[15]，あるいは聴覚的理解[19]や談話の成立を助ける一助として利用する様子も観察されており[20, 21]，自閉症においても反響言語は能動

※注1：相手とほぼ同時に同じ文言を発話する現象。後述参照。

的な行為であることが示されている[22]。

II. 補完現象

補完現象 completion phenomenon は「検査者の未完成の文を完成させる強迫的傾向」[5]とされているが、課題には諺、系列語、あるいは単語の場合もあり、「強迫的傾向」の曖昧さを避けるためにも、反響言語の場合と同様、ここでは補完現象を操作的に「特に指示しないにもかかわらず、検査者などの発する未完の語句を補い、完成形にすること」としたい。復唱課題で明確に現れることが多いが、Stengelの症例[2]では補完現象は自発的に出現している。筆者の経験でも呼称課題のヒントで目標語に余計な音韻列を付加する補完現象が見られている[23]。

補完現象は一見単純な現象に見えるが、補完現象における文の完成には種々の要因が影響し、課題の性質、未完部分の語の使用頻度などでその成績は左右される[24,25]。一般に補うべき部分の候補が少ないほど、補完現象は成立しやすい。またNakagawaら[24]は脳血管障害やAlzheimer病とは異なり、意味性認知症では諺の補完が見られないにもかかわらず系列語の補完が可能であることを示しており、課題全体の質そのものを考慮して補完現象を捉える必要性が示唆される。Nakagawaら[24]は諺は語に近いと考え、Berthier[5]は文がひとつのまとまりある全体として処理される可能性を示唆している。基礎の病態の差異が補完現象の差異を生む可能性はあるが、文や語の捉え方までさかのぼって補完現象を考察する必要があると思われる。

補完現象は同時発話同様、しばしば反響言語にともなって出現する。この点から反響言語・同時発話・補完現象は同一ないし類似した基盤をもつ可能性が示唆される。

反響言語同様，補完現象も意味と音韻の乖離として捉えられる傾向があるが，課題の質によってその成績が左右される補完現象の存在自体が，意味と音韻の関係が簡単に乖離できるようなものではないことを示している．実際Whitakerは補完現象を反響言語と同様，状況や，未完結を示すイントネーション（nonterminal intonation）によって引き起こされる病的過程としており[26]，ここに反響言語同様，補完現象の持つ一種の状況依存性を見ることができる．

III．同時発話

同時発話syllaliaとは会話の相手とほとんど同時に同じ語句を発話する現象で[7, 27, 28]，発話の時間的一致と内容的一致が重要とされる．Syllaliaは波多野らの造語[7, 29]であるが，反響言語・補完現象同様に，同時の発話を予め指示しているわけではない．原則として禁止しても無効であるという．また基礎的状態が無言症ないし非流暢性発話であっても同時発話自体は流暢であるとされている[27]．

同時に発話するとは言え，どのような発話が示されるか予め知るよしもなく，当然ながら同時発話は検査者の発話の後半の一部を同時になぞるように発話することになる（部分的同時発話）．同時発話は自己の姓名や挨拶のような高度に自動化された音韻連鎖，あるいは質問を何回か反復した時，物品呼称や音読検査の場面，復唱検査の状況，さらに示される語句が成句・諺の類の場合（例；検者：［犬も歩けば<u>棒に当たる</u>］→患者：「<u>棒に当たる</u>」；下線部が同時発話）に見られやすく，患者は検者の発話に反応し，その先を予測して同時に発話する[27]．単語の一部も同時発話されることがある（例；これは<u>トケイ</u>→<u>ケイ</u>）．これらの特徴，殊に諺の例は直ちに補完現象と部分型反響言語の双

方を想起させ，実際波多野らは，同時発話と反響言語は同じ言語模倣の異なる形式であり[27]，「部分的同時発話の現象は，一方で部分型反響言語に連なり，他方では補完現象に連続しており，いわば両者を仲介する現象である」と述べている[7]。この類似性は症状出現の状況依存性にも見られ，質問の反復呈示は，同時発話の出現の素地を提供しているとも言える。

　反響言語・補完現象・同時発話の関係性を図1に示す。補完現象・同時発話はその定義から完全型あるいは部分型はあり得ず，この図からは補完現象・同時発話は反響言語の出現の底流を形成しているとも考えられる。波多野らは補完現象の出現にも刺激発話の展開を予測することが必要である点から，同時発話・補完現象の双方の基礎に「予測可能性」を推定している[11]が，この場合，予測可能である理由，あるいは予測可能性とは何か，また同時発話・補完現象と反響言語の連続的関係から，予測と反響言語の関係性を考察する必要があるように思われる。

Ⅳ．反響言語・補完現象・同時発話の基盤

　反響言語・補完現象・同時発話は共通して状況依存性を示す。Ambient echolaliaはこれから外れるように見えるが，ambient（周囲音の）echolaliaとはいえ，周囲のすべての刺激を反響することは不可能であり，何らかの選択が行われているのは明らかである。波多野らの症例では，テレビを視聴中に，繰り返し放送される，あるいは唄として呈示されるコマーシャル文句—「たんすにごん」，「ヒヤキオウガン」などに対して反響言語が観察されている[7]。コマーシャルの決まり文句以外のドラマの台詞やニュースなどに対しては反響言語は見られていない。他の報告例では，周

囲から聞こえてくる会話の一部を反響し，自らの反響言語に対する自覚がみられる[4, 10, 15]。注目すべきは，聞こえるものを常に反響しているのではなく，テレビの決まり文句ならテレビを見ているとき，または周囲の会話なら検査者と会話中であるなど何らかの発言を要求される状況にambient echolaliaの出現が限定されている点である。これはSuzukiらの報告例[17]にも共通しているようである。波多野ら[7]が指摘しているように一定の繰り返し，押韻などの音韻的「言いやすさ」の影響も明らかである。さらに鈴木らの報告例[16, 30]は院内放送の「さとうゆかり様，内科外来…」を「さとうゆかりさん」と変えて反響しており，personalization様の反応を示している。Ambient echolaliaといえども状況から完全に自由であるとは言えない。この特徴は各例の基礎疾患が変性疾患[4, 7]か脳血管障害[15, 30]かの違いを超えて共通している。

　反響言語・補完現象・同時発話の状況依存性は直ちに環境依存症候群[31]との関連を想起させる[15]。波多野は反響言語は反響症状一般の一つの形式に過ぎないことをすでに指摘している[7]。前頭葉損傷による超皮質性失語に限れば，反響言語・補完現象は，失語の部分症状というよりも，前頭葉損傷に伴う環境依存症候群が言語形式をとって表現された症状として捉えるほうが妥当とも考えられる[32]。しかし，環境依存症候群は単純な状況依存ではない。Lhermitteの原著をみても，「美術館」の言語的暗示を受けた患者は「鑑賞」中に，下に置いてある絵を釘を打って壁に掛けなおしている。これは美術館を「鑑賞」に訪れた者の行うことではない。そこには鑑賞する者と管理する者の立場が混在している。すなわち「環境依存症候群」は，「環境」に単純に支配された状態ではありえない。これは誤った統辞構造を修正して反響する，あるいはpersonalization

> **KeyWord**
> **＊環境依存症候群**
> 特に指示を与えていないにもかかわらず周囲の道具・状況に関連した行動を行ってしまう状態。Lhermitte[31]以前にも先駆的業績があることが指摘されている[12]。

と分かちがたく結びついている。反響言語・補完現象・同時発話を「環境依存症候群」と関連づけるとしても，基底に意味からの何らかの積極的な干渉があることが示唆される。中村らの脳血管障害例が経過中に了解障害の回復の程度ほどには反響言語が減少しなかった点[9]も，反響言語を漠然とした意味理解の障害に伴う音韻処理の解放とみるだけでは不十分であることを支持する。

以上の前頭葉損傷・機能低下による超皮質性失語に見られる反響言語・補完現象・同時発話の位置づけが可能であるなら，後方損傷による超皮質性感覚失語の場合はどのように捉えるべきかという問題が現れるが，その前に反響言語・補完現象・同時発話と音韻の関係についてより一般的な考察を加える必要がある。

Ⅴ．反響言語・補完現象・同時発話と音韻の意味

反響言語・補完現象・同時発話の状況との関連を考慮するなら脳内の情報処理過程だけではなく，音韻構造を含めた刺激の構造そのものにも視点を向ける必要がある。

反響言語における音韻と意味の関係を考察する上で，ambient echolaliaで見られた決まり文句や唄の繰り返しの役割は興味深い。波多野らはテレビコマーシャルの決まり文句の特殊性として「短時間のstereotypicな言語の高頻度の繰り返し，無関心な大衆の耳に強烈に訴える調子」を挙げている[7]。この音韻の繰り返しは質問の繰り返しによる同時発話出現の素地と類似し，音韻が指示する意味と同時に音韻に付属するリズムの重要性を示唆している。Suzukiらの報告例[17]の「スキヤノギュードン」「フカヒレイガイノショクザイカラ」「キョーノトーヒョービニハ」にはリズム感がある。辰巳らの前頭葉内側面損傷に伴う超皮質性感

覚失語症例[8]は，時に韻を踏むかのような少しずつ変化する反復言語[10, 33]を呈しており（「飛行機」の呼称：どーし，りょーし，りょーした，りょーしん，りょーしん，りょーしんです），リズム・音韻の発話に対する役割の大きさを示している。同様の韻を踏み，リズムをとる反復言語は仲村らの報告例にも認められる（はい，はい，はい，あった，はい，はった，わかった，あった，あった，わかった，あったた…）[34]。一方，諺は補完現象を引き出す課題として用いられるが，その上の句の呈示は，既に慣れ親しんだ諺の音韻の一部を与え，下の句を引き出すように「誘惑」している。しかも諺の意味は字義通りの意味ではなく，構成する単語・統辞構造を超えた意味を指示しており，すなわち諺がidiomであることが理解される。より一般的に言えば，諺の上の句，idiomの適切な一部は，諺であれば下の句を，idiomであればその残りを完結することを，そして決まり文句であればそのリズムに合わせて再現することをafford[35]している。そこには語句と患者の間の関係性としてのaffordanceがある。Affordanceの概念はモノばかりではなく[36]言語に関しても成立する。これは波多野の前ゲシュタルト段階としての同時発話の説明[28]を発展させたものとも言える。

　Idiomと聞くと，特別なものであり，別個に覚えなければならない例外的な存在のように感じられる。しかし実質語と統辞規則によって説明される表現よりも，「例外的」なidiomが圧倒的多数を占めていることは既に指摘されている。多くの構文は字義の解釈でその意味を汲み尽くすことはできず，多かれ少なかれmetaphorの側面を持っている。「情報の流れ」は「導管metaphor」の代表例である。語句・文の意味はそれぞれ固有であり，部分の寄せ集めでは説明できない（構成性の原理が成立しない）。構文文法の立場

KeyWord
＊Affordance（アフォーダンス）
Gibsonの造語。対象・環境と認識者との間の行動上の関係性。例えば「液体」は「注ぐこと」をaffordしているといえる。しかし「液体」に何らかの意味が内在しているということではない。

KeyWord
＊構成性の原理
これまでの文法理論のように，全体の意味は部分の意味の総和として予測できるとする考え。生成文法の基本的な仮定。

KeyWord
＊構文
慣習的な意味と形式の統合体。語・句を包括する。

からは語と構文に本質的な差はなく，この語と文の類似性ないし連続性はNakagawaらの指摘する語と諺の類縁性[24]―文がひとつのまとまりある全体として,処理されている[5]―と矛盾しない。波多野の「予測性」もこのようなidiomの構文としての性質から導くことができる。

　Idiom／諺／語の「意味」や「音韻」は独立して反響や補完を要請しているのではない。構文固有の意味と音韻は共同して反響言語・補完現象・同時発話を要求している。諺であれば上の句単独で下の句を要請する意味と統辞構造を保持しているように見える。しかしそれはその音韻リズムとともに下の句を要請しているのであって，いわば音韻・統辞構造という形式と構文の意味が不可分な形で反響言語・補完現象を要求している。「弘法も筆の誤り」の「こうぼう」は必ずしも「弘法」とは限らない。「弘法も筆の誤り」はひとつのidiomであり，固有の意味をもつmetaphor／構文であり語と等価である。また「弘法は」ではなく，「弘法も」においてこそ元の「語」の一部が切り出されている。そして意味が字義通りではないというmetaphorの側面からは音韻レベルの意味がその完成を誘っていると言っても過言ではない。意味は音韻と一体であり，音・語彙・統辞構造・意味のすべてが参与した結果として，続けて発話するようなaffordanceが現れる。これは認知言語学にみられる慣用表現の拡張過程の説明[37]に矛盾しない（図2）。また東川ら[38]の超皮質性混合失語例が，熟知度の低い諺の補完が困難である点は，その被験者にとってのidiomとしての音韻-意味が重要であることを示している。これは彼らの症例が呼称課題で，語頭音のcueで意味的に異なる語を疑問を呈しつつ表出している点からも明らかである（例；時計：ト→トイレ？は？，こま：コ→コトリ？）。このような流れで捉えれば，部分型反響言語を単語というひとつの意味

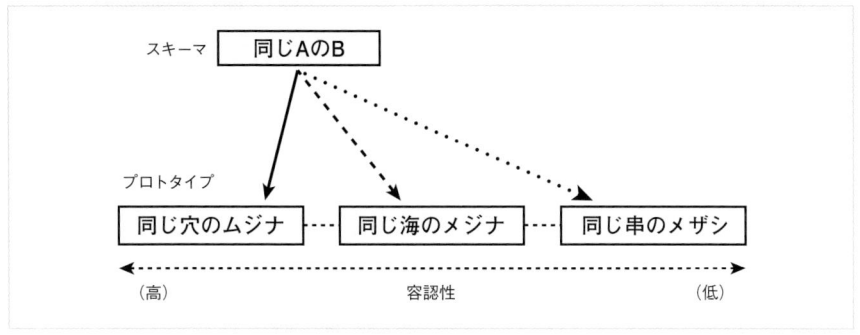

【図2】慣用表現の拡張過程

容認性の濃淡はあるが，音韻・語彙・統辞構造のすべてが，プロトタイプからの拡張を可能にしている。
(山梨正明：認知構文論―文法のゲシュタルト性．大修館書店, p.197, 2009 より許諾を得て一部改変)

を担う最小単位をも崩壊した最重篤な反響言語と捉えること[7,10]も可能だが，崩壊しつつある「語」を表出する最後の積極的な反応と見ることも可能に思われる。

一方音韻がもつリズムについて時枝は，その音声論で，リズムの本質を言語における「場面」と捉えている[39]。時枝の言う「場面」は認知言語学のグラウンド[40]とほぼ同義であり，これに従えばリズムはグラウンド＝話し手・聞き手・発話環境を含んだ発話場面認識と，文で描写される事態の認識を結びつける認知操作に関与していることになる。すなわち音韻のリズムは状況―意味の場―を形成している。「たんすにごん」の ambient echolalia はリズムが作る意味の場から現れることになる。この観点からは通常のアクセントの「イヌモアルケバ」が補完現象・同時発話に必要なのであって非日常的なアクセントとリズムの「イーヌーモアールーケバー」ではないことになる。

以上のような音韻と意味の関係を踏まえると，前頭葉（特に内側面）損傷ないし同部位の機能低下で生じる反響言語・補完現象・同時発話を「環境依存症候群」の枠で捉

えるその枠をさらに外側から包む「意味」の構造が現れる。この観点は後方損傷による超皮質性失語の反響言語を包括できるように思われる。すなわち後方損傷による超皮質性感覚失語では前頭葉からの制御によって音韻の意味が修正されている—より典型的な構文への回帰が生じる—可能性が考えられる。無意味語復唱の有意味語化[41]は，personalizationに類似し，構文の本来の形を積極的に取り戻そうとする減弱型反響言語を想起させる。

VI. 復唱検査の意味するところ —反響言語との相同性と差異—

復唱検査に眼を転じると，音韻処理障害がその中核とされる伝導失語で復唱障害が問題になるのはverbatimに復唱しなければならないという復唱課題の特質によると考えられた[42~44]。Berthierら[45]は伝導失語の文の復唱障害に意味が関与することを指摘しているが，これはWernicke-Lichtheimの図式からも当然導かれることである[46]。深層失語を持ち出すまでもなく，伝導失語における同様の現象は本邦でも道関らの報告[47]に認められる（例；次第に見えない→段々見えない，夏がすぐそこ→夏はすぐそこ）。錯文法性錯語の問題もあるが，栗崎らの症例[48]では「空が青い→空は青い，雨が降り続いているので今日も散歩に行けません→雨が降り続いたので今日は散歩がやめた」が見られる。この「ハ」と「ガ」の間の変化は「心の声」としての辞[39]の変化であり認知の焦点の移行を反映する[49]とも考えられる。

一方，反響言語で統辞構造の修正など音韻レベルの意味の関与があるのであれば，伝導失語同様，超皮質性失語でも通常の復唱課題において意味的に同等の内容が概ね同じ

文形式で出現しても不思議ではない。実際福永らの超皮質性感覚失語症例では少数ながら助詞を変えた復唱（ボールが蹴られる→ボールは蹴られる）が認められる[50]。本例では誤った助詞は修正して復唱しており（お母さんを歩く→お母さんが歩く，男の子を寝る→男の子は寝る），この助詞の変化は「意図的」である。しかもこの「修正」は上述した"夏がすぐそこ→夏はすぐそこ"と変わらない。

　伝導失語患者では決まり文句よりも新奇な文の復唱が保たれ，超皮質性運動失語ではその逆であることが示されており[51]，これをもとに弓状束の左右差を加味しつつ伝導失語と超皮質性失語を音韻と意味との対比で扱う―double route modelを支持する―場合がある[52]が，この場合，決まり文句がidiomであり，metaphorの面を持つことが見落とされている。しかも症状の対比という立場を採る限り，反響言語・補完現象・同時発話は検討の対象から欠落してしまうか，単に復唱の亢進としてしか位置づけられないことになる。

　復唱課題には意味と音韻そして話し手の認識に対応する統辞構造のすべてが反映されている。文の復唱が単なる作業記憶ではなく，言語機能の総体を反映することはすでに指摘されている[53]。反響言語・補完現象・同時発話は復唱課題と異なり，指示を待たずに生じる点から不随意で自動的な言語現象―自動言語―に見える。しかし既に見てきたように「自動言語」にも話者の意図は反映されていると考えられる。

文　献

1) Mimura, M., Oda, T., Tsuchiya, K., et al. : Corticobasal degeneration presenting with nonfluent primary progressive aphasia : A clinicopathological study. J Neurol Sci, 183 : 19-26, 2001.

2) Stengel, E. : A clinical and psychological study of echo-reactions. Journal of Mental Science, 93 : 598-612, 1947.
3) Ghika, J., Tennis, M., Growdon, J., et al. : Environment-driven responses in progressive supranuclear palsy. J Neurol Sci, 130 : 104-111, 1995.
4) Della Sala, S., Spinnler, H. : Echolalia in a case of progressive supranuclear palsy. Neurocase, 4 : 155-165, 1998.
5) Berthier, M.L. : Transcortical aphasias. Psychology Press, Hove UK, 1999.（波多野和夫, 監訳：超皮質性失語, 新興医学出版社, 東京, 2004.）
6) Hadano, K., Nakamura, H., Hamanaka, T. : Effortful echolalia. Cortex, 34 : 67-82, 1998.
7) 波多野和夫, 坂田忠蔵, 田中 薫, ほか：反響言語echolaliaについて. 精神医学, 29 : 967-973, 1987.
8) 辰巳 寛, 杉浦美代子, 浅井堯彦, ほか：全失語から超皮質性感覚失語への回復経過において特異な反響言語と反復言語を呈した症例. 神経心理学, 10 : 115-121, 1994.
9) 中村 光, 松井明子, 檜木治幸, ほか：特異な反響言語を呈した失語の1例. 失語症研究, 14 : 196-203, 1994.
10) 波多野和夫, 広瀬秀一, 中西雅夫, ほか：反復性発話について. 失語症研究, 14 : 140-145, 1994.
11) 波多野和夫：反復言語palilaliaと反響言語echolaliaについて. 失語症研究, 7 : 21-24, 1987.
12) 波多野和夫, 国立淳子, 大橋博司, ほか：強迫的行動について. 失語症研究, 8 : 251-259, 1988.
13) Fisher, C.M. : Neurologic fragments. I. Clinical observations in demented patients. Neurology, 38 : 1868-1873, 1988.
14) 波多野和夫, 富野順子, 猪野正志, ほか：努力性反響言語について―症例報告―. 神経心理学, 10 : 32-38, 1994.
15) 遠藤佳子, 鈴木匡子, 山鳥 重, ほか：前頭葉内側面病巣により反響言語を特徴とする交叉性失語を呈した1例. 脳神経, 53 : 287-292, 2001.
16) Suzuki, T., Itoh, S., Hayashi, M., et al. : Hyperlexia and ambient echolalia in a case of cerebral infarction of the left anterior cingulate cortex and corpus callosum. Neurocase, 15 : 384-389, 2009.

17) Suzuki, T., Ito, S., Arai, N., et al. : Ambient echolalia in a patient with germinoma around the biiaterai ventricuius iateraiis: A case report. Neurocase, 18 : 330-335, 2012.
18) Brown, J.W. : The problem of repetition: a study of "conduction" aphasia and the "isolation" syndrome. Cortex, 11 : 37-52, 1975.
19) Christman, S.S., Boutsen, F.R., Buckingham, H.W. : Perseveration and other repetitive verbal behaviors : functional dissociations. Semin Speech Lang, 25 : 295-307, 2004.
20) Saldert, C., Hartelius, L.: Echolalia or functional repetition in conversation—a case study of an individual with Huntington's disease. Disabil Rehabil, 33 : 253-260, 2011.
21) Da Cruz, F.M. : Verbal repetitions and echolalia in Alzheimer's discourse. Clin Linguist Phon, 24 : 848-858, 2010.
22) Sterponi, L., Shankey, J. : Rethinking echolalia : repetition as interactional resource in the communication of a child with autism. J Child Lang, 41 : 275-304, 2014.
23) 古本英晴, 松田信二, 吉山容正：前頭葉損傷による超皮質性感覚失語様症状—後方領域損傷による典型的超皮質性感覚失語との比較—. 神経心理学, 12 : 204-214, 1996.
24) Nakagawa, Y., Tanabe, H., Ikeda, M., et al. : Completion phenomenon in transcortical sensory aphasia. Behav Neurol, 6 : 135-142, 1993.
25) Robinson, G., Blair, J., Cipolotti, L. : Dynamic aphasia : an inability to select between competing verbal responses? Brain, 121 : 77-89, 1998.
26) Whitaker, H. : A case of the isolation of the language function. In : Studies in neurolinguistics vol.2. (eds. H. Whitaker & H.A. Whitaker) . Academic Press, New York, 1976.
27) 波多野和夫：失語論争 2004—失語における自動的発話について—. 認知神経科学, 6 : 59-63, 2004.
28) 波多野和夫, 東川麻里：同時発話（syllalia）について. 神経心理学, 21 : 235-242, 2005.
29) 波多野和夫：失語における流暢性概念の再検討. Broca領野の謎. 言語機能局在をめぐる失語研究の軌跡（大橋博司, 浜中淑彦, 編）. 金剛出版, 東京, pp.167-181, 1985.
30) 鈴木　禎, 巷野昌子, 齋藤有紀：Hyperlexia および ambient echolalia

に対して反響誘発試験を行った脳梗塞の1例. Jpn J Rehabil Med, 47：54-58, 2010.
31) Lhermitte, F. : Human autonomy and the frontal lobes. Part 2 : Patient behavior in complex and social situations : the "environmental dependency syndrome." Ann Neurol, 19：335-343, 1986.
32) 古本英晴：反響言語・補完現象といわゆる環境依存症候群. 認知神経科学, 7：70-79, 2005.
33) 波多野和夫, 長峯　隆, 笠井祥子, ほか：反復言語palilaliaについて. 精神医学, 29：587-595, 1987.
34) 仲村禎夫, 浅井昌弘, 保崎秀夫, ほか：言語症状の特異な変遷を示す初老期痴呆の一例. 失語症研究, 11：208-212, 1991.
35) Gibson, J.J. : The ecological approach to visual perception. Houghton-Mifflin Company, Boston, 1979.（古崎　敬, 古崎愛子, 辻敬一郎, ほか訳：生態学的視覚論—ヒトの知覚世界を探る. サイエンス社, 東京, 1985.）
36) McBride, J., Sumner, P., Jackson, S.R., et al. : Exaggerated object affordance and absent automatic inhibition in alien hand syndrome. Cortex, 49：2040-2054, 2013.
37) 山梨正明：認知構文論—文法のゲシュタルト性. 大修館書店, 東京, 2009.
38) 東川麻里, 波多野和夫：再帰性発話と反響言語の合併について—症例報告—. 高次脳機能研究, 23：281-288, 2003.
39) 時枝誠記：国語学原論（上）. 岩波文庫, 2007（国語学原論, 岩波書店, 東京, 1941）.
40) 古賀恵介：認知文法における副詞の意味構造. 福岡大学人文論叢, 41：1095-1123, 2009.
41) 古本英晴：復唱障害の構造について—伝導失語と超皮質性感覚失語の比較—. 神経心理, 6：109-117, 1990.
42) Baldo, J.V., Klostermann, E.C., Dronkers, N.F. : It's either a cook or a baker : patients with conduction aphasia get the gist but lose the trace. Brain Lang, 105：134-140, 2008.
43) Damasio, H., Damasio, A.R. : The anatomical basis of conduction aphasia. Brain, 103：337-350, 1980.
44) 古本英晴：伝導失語症候のバリエーション—音韻と意味をめぐるエチュード：「復唱障害の意味するもの」—. 伝導失語 —復唱障害, STM障害, 音韻性錯語—（日本高次脳機能障害学会 教育・

研修委員会, 編). 新興医学出版社, 東京, 2012.
45) Berthier, M.L., Lambon Ralph, M.A., Pujol, J., et al. : Arcuate fasciculus variability and repetition : The left sometimes can be right. Cortex, 48 : 133-143, 2012.
46) 波多野和夫 : Wernicke-Lichtheimの図式について―失語学入門―. 認知神経科学, 8 : 199-203, 2006.
47) 道関京子, 渡辺　実 : 失語症者の文の復唱における陳述的意義の役割の検討―伝導失語者への実験を通して―. 上智大学言語障害研究センター紀要, 1 : 29-43, 1997.
48) 栗崎由貴子, 能登谷晶子, 小山善子, ほか : 右被殻出血の一症例における文の復唱障害. 失語症研究, 16 : 308-313, 1996.
49) 尾谷昌則 : いわゆる"対象のガ格"の正体を求めて ―認知文法の観点から―. 白馬夏期言語学会論集, 12 : 45-60, 2001.
50) 福永真哉, 服部文忠, 都築澄夫, ほか : 一超皮質性感覚失語例における復唱の構造―文章復唱検査からの分析―. 神経心理学, 12 : 143-149, 1996.
51) McCarthy, R., Warrington, E.K. : A two-route model of speech production. Evidence from aphasia. Brain, 107 : 463-485, 1984.
52) Berthier, M. L., Froudist Walsh, S., Dávila, G., et al. : Dissociated repetition deficits in aphasia can reflect flexible interactions between left dorsal and ventral streams and gender-dimorphic architecture of the right dorsal stream. Front Hum Neurosci, 7 : 873. doi: 10.3389/fnhum.2013.00873.
53) Klem, M., Melby-Lervåg, M., Hagtvet, B., et al. : Sentence repetition is a measure of children's language skills rather than working memory limitations. Dev Sci, 18 : 146-154, 2015.
54) 波多野和夫, 松田芳恵, 森　宗勧, ほか : 流暢性全失語について. 神経心理, 3 : 181-186, 1987.

第Ⅳ章　トピックス

力動性失語

滋賀県立成人病センター老年内科，滋賀県立中央子ども家庭相談センター　　鈴木　則夫

> **臨床に役立つ　ワンポイント・アドバイス**
> One-point Advice
>
> 　話したくないわけではないが話せない。しかし，一旦，発話に成功すると失語症状の痕跡はみられない。彼らの叙述が困難な理由を文法機能や喚語といった要素的な言語機能の障害で説明することはできない。このような一群の患者は確かに存在する。Luriaはこのような障害を力動性失語と呼び，その原因を「句の線形図式の達成を不能にする内言の障害」に求めるとともに，叙述能力を改善させる外的cueを示した。これは力動性失語のみならず，何かを説明することに困難（叙述能力の障害）を有する言語障害者（児）の治療のヒントになるかもしれない。

はじめに

　超皮質性運動失語（transcortical motor aphasia：TCMA）の病像は均一ではなく，諸家によりさまざまな下位分類がなされてきた。そのなかで力動性失語（dynamic aphasia）はTCMAの一亜型とされている。力動性失語はLuria[1]により，言語理解や呼称，復唱，音読といった課題発話が可能であるのに自発話に著しい困難を呈する失語型として提唱された。しかし，その後の力動性失語の病像や機序をめぐっては決着をみていない。本稿ではLuriaが力動性失語を提唱するに至った背景や，その後の解釈と現代的意義について考えてみたい。

I. 力動性失語提唱の背景

　困難な自発話に比し，格段に理解や復唱が保たれているTCMAの記載はLichtheim[2]の内交連性失語の名で始まり，これを概念中枢と運動性言語中枢の離断で説明しようとしたが，Goldstein[3,4]は，TCMAは単一の病態ではなく2つの亜型に分類できるとした。このうちI型はBroca失語の回復期にみられ，Broca領野の部分損傷を有しているもので，II型は広範な前頭葉損傷により発話衝動に低下がみられるものである。Kleist[4,5]はII型のような症例を発話発動性の欠如として，主に語流暢性低下を特徴とし，全般的な発動性低下によるものではないことを示している。

　Luria[1,6]はこのような症例を力動性失語と命名し，言語の感覚的および運動的要素を保持しているが，能動的言語行為が破壊されていると主張した。つまり，言語理解は保たれ，容易に物の名前を呼び，単語や文を復唱するが，自主的に展開した発話をすることができない（軽症の場合は自主的に物語を構成したり，状況を叙述することができず，重度の場合は単純な句を作ることもできない）と報告した。

II. 他のTCMA亜型との違いは何か

① 古典型TCMAとの違い

　Luria[7]は古典型TCMAと力動性失語を峻別する立場をとっている。Luriaは古典型TCMAを詳細に分析し，自発話ばかりではなく，復唱や物品呼称にも障害があることを示した。これに対し，力動性失語は純粋に自発話の障害のみが認められるとし，自主的，展開的な発話が著しく困難であるが，一旦成功した発話には失語症状の痕跡がまった

くみられないとしている。

　Costello & Warrington[8]も自発的な発話が著しく困難な力動性失語の1例（症例ROH）を検討しており，稀ではあるがROHが発話に成功したときには，構音，文法，プロソディは正常で錯語的誤りもみられなかったことから，この点で復唱のみにしか言語機能の完全性がみられない古典型TCMAと区別できることを指摘している。

❷ 補足運動野—上前頭回損傷によるTCMAとの違い

　補足運動野や上前頭回損傷によってもTCMAに分類される失語症が生じる。榎戸ら[9]の分類でF1型とされるTCMAは上前頭回に病変部位を持ち，自分からはほとんど何も喋らないが，文頭語を与えたり，励ましたりすると正常な文構造を持つ発話が誘発される。また，Rubens[10]の前大脳動脈領域失語では，躊躇，苦悶様態度，声量低下，吃様症状を伴う発話開始困難を呈する著明な発話表出の減少がみられるという。著しい自発話の減少と，発話に成功した際に失語症状がないことは力動性失語と共通しているが，補足運動野—上前頭回損傷による失語には，発話衝動の低下や発話開始困難といった神経学的水準の障害がより大きく関与していると思われる。

　しかし，TCMAの亜型である，補足運動野—上前頭回失語，力動性失語，古典的TCMAは連続性を持つものであり，実際の臨床場面では，必ずしも区別が容易ではないことが多いと思われる。

Ⅲ．障害の本性は何か

　Luria[1,6]は思考から展開された発話（叙述）への過程では，内言（内的言語行為）の助けによって，句（あるいは文）

> **◆KeyWord**
> ＊内言
> 幼児は4歳ころになるとひとり言が増え，6，7歳ころに減少する。Vigotskyは言語がコミュニケーションの手段としてだけでなく，より高度な思考を形成するための手段になっていることを見出し，これを内言と呼んだ[22]。

> **KeyWord**
> *内言の障害と内言語障害
>
> Vigotskyのいう「内言」はGoldsteinの「内言語」とはまったく別の事柄を表しており，注意が必要である。Goldsteinの「内言語障害」とは失文法や失名辞といった言語の道具性障害を指している。

> **KeyWord**
> *L,S,Vigotsky (1896～1934)
>
> いくつかの書籍ではLuriaはVigotskyの弟子と記されているが，後に「心理学におけるモーツァルト」と呼ばれる無名の天才VigotskyをモスクワのÇ国立心理学研究所に呼び寄せるべく運動したのはLuriaである。発達心理学者Vigotskyのアイディアをルリヤが神経心理学的に実証する。ふたりはそんな盟友関係にあったのかもしれない。

> **KeyWord**
> *拡散的思考
>
> Guilford[23]は標準的な知能検査で測れるような論理的思考を収束的思考と呼び，1つのものから多種多様に思考する，流暢性や柔軟性を要する思考を拡散的思考と呼んだ。

の図式が形成されると仮定し，力動性失語は，まさにこの内言による句の線形図式形成の障害であると考えた。このことが力動性失語を言語障害と考えるか思考障害と考えるかという議論につながっていく。しかし，Luria[6,11]自身，このような障害の生理学的機構のすべてがわかっているわけではないと述べている[5,8]。

大橋[12]はGoldstein[13]のいう内言語障害（道具性言語障害）がなく自発話の減少，貧困化，画一化を示し，Luriaの力動性失語にほぼ一致すると思われる症例を言語障害，思考障害の両面から検討し，単語から文を構成する問題や抽象化問題が不良であることを明らかにしている。この症例は言語障害の面からも，思考障害の面からも考えることができるとし，さらに，失語のなかには思考障害と密接にからみ合ったものもあり，力動性失語を言語，思考のいずれかの障害に強いて還元する必要もないであろうと述べている。

榎戸ら[14]も，彼らのTCMA分類ではF2型に相当する，左中前頭回後部を中心とした限局性病変を有する脳血管疾患3例を検討している。この3例は，叙述能力の障害についてはword fluencyの低下，動詞句の列挙困難や必要な文図式の発見困難を，思考障害については拡散的思考の障害を示した。これらの症例は絵の説明に際して必要な語句を発見することはできるが，それらをつなぎ合わせて文にまとめることができなかった。興味深いことは，検査者が例題を呈示すると，叙述能力は改善するが，他の絵の説明も例題の文型を使って話してしまうことである。Luriaのいう句の線形図式を自ら形成することができないため，例題の文図式をそのまま借用したことが考えられる。

Costello & Warrington[8]はLuriaのいう句の線形図式の障害という考えを疑問視している。彼らの力動性失語例

ROHは与えられた語を有意味な句に並べ替えることができなかったが，WAISの絵画配列では良好な成績を修め，また，これらの絵を十分に完成された文で説明することができた。つまり，言語という素材からの文産生のみが選択的に障害されており，このことから，力動性失語患者が有する障害は句の線形図式の障害というより，その前段階である言語性planningの障害であると主張した。

Robinsonら[15]は力動性失語における自発話の障害を別の機序で説明している。彼らの力動性失語例（症例ANG）は自発話に著明な困難を呈していたが，物品呼称，復唱，音読は正常であり，発話に成功した際には文法的に誤りのない文を産生することができた。また，彼らは，ANGが文の完成課題において，反応の選択肢が多い場合に発話がより困難になることを見出した。例えば，与えられた句の続きを答えて文を完成させる課題では，「男は歯医者の椅子に座り，そして…」という文を完成させる課題より，「男は椅子に座り，そして…」という反応の選択肢が多いと思われる課題でより強い発話困難を呈した。また，単語から文を作る課題でも，固有名詞「モナリザ」から文を作るより，一般名詞「海」から文を作るほうがはるかに困難だった。このことから，彼らは，力動性失語の自発話の困難は競合する言語反応間の選択障害によるのではないかと考えた。ANGは語流暢性課題の成績も低下している。榎戸らの3症例にみられた拡散的思考の障害と類似する障害といえるかもしれない。

我々[16]も，高い知能を有し，標準失語症検査（SLTA）の成績が「漫画の説明」を除いて満点であるが，叙述能力に強い障害を残し，このために職場での配置転換を余儀なくされた脳内出血の1例を経験した。この症例は自発話量が少ないわけではなく，病巣も左下前頭回の後部から中心

図1
本例も健常群も反応の選択肢が多いほうが反応時間が遅延する傾向がみられたが，分散分析の結果，本例の選択可能性による反応時間遅延は健常群と比べ有意であった．

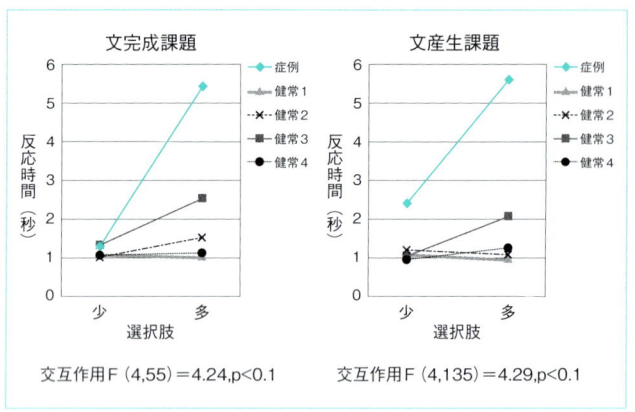

【図1】文完成・文産生課題の反応時間

　前回下部と他の力動性失語例よりも損傷部位が後方にある点で，典型的な力動性失語とはいい難いが，構文検査でも完全な成績を修め，叙述能力の障害を失文法などの要素的な言語機能の障害に求めることはできなかった．この症例にRobinsonら[15]の課題を参考にして，年齢と教育歴を統制した健常者との比較を試みた．結果，健常者であっても文の完成課題，単語からの文産生課題とも反応の選択肢が多い課題で反応が遅延する傾向をみせたが，本例の反応時間延長は顕著であった（図1）．

　このように，力動性失語の機序をめぐっては，さまざまな検討がなされているが，いまだ決着をみていない．力動性失語が言語障害の面からも，思考障害の面からも考えられるという複雑さを持つがゆえかもしれない．

IV. 力動性失語の病巣について

　Luria[11]は外傷性失語を含む複数の力動性失語の経験から，左前頭後部領域下部の損傷で句の線形図式形成が障害

されると考えている。大橋[12]の報告例は脳腫瘍により中心前回以前を広く切除された患者であり，Costello&Warrington[8]の症例（ROH）は左前頭葉内側の星状膠細胞腫の切除後の患者である。榎戸ら[14]のF2型3症例は中前頭回後部に病巣の重なりを持つ，比較的限局した脳梗塞および脳内出血患者であり，Robinsonら[15]の症例ANGはブロードマンの45野にかかる脳腫瘍例である。これら皮質損傷例に対し，Goldら[17]は両側の線条体内包梗塞による力動性失語を報告している。

以上の症例が，その随伴症状も含め，まったく等質といえる力動性失語ではないと思われるが，まとめると，力動性失語は前頭葉皮質—皮質下ネットワークの，全般的発動性や発話開始および道具性言語機能が相対的に保たれる損傷のされかたで生じるものと思われる。

V. 叙述能力を改善させる外的cue

Luria[6]は複数の力動性失語患者に対して独創的な試みをしている。自発的に展開された文を作れない患者に対して，何も書かれていない紙片や点数棒を並べ，これらを指さしながら，語を埋めていくように指示した。紙片や点数棒はなんらの言語的な情報を持っていないが，その数は発話に必要な語数に合わせてある。この外的cueで発話は改善され，正しい文で答えることができた。そして，この紙片を取り除くと，患者は再び発話不能に陥ったという（図2）。Luriaらはこの外的cueにより句の線形図式が形成され，自発話の改善につながったと主張した。

この方法は，Alexanderら[18]によって追試されているがLuriaらを支持する結果は得られなかったようである。榎戸ら[14]も前述の3例にこの方法を用いたがLuriaが観察し

図2
語順はロシア語のものになっている。日本語では「コルホーズ員たちは馬で千草を運んでいる」になる。

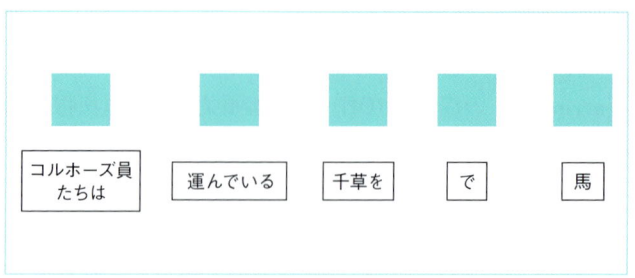

【図2】Luria[6]が力動性失語患者に与えた外的cueの1例

たような効果は認められず，これには日本語と西欧語の文構造の相違も関係しているかもしれないと述べている。しかし，与えた例題の文型を用い発話が改善されたことも外的cueのひとつの形態といえる。

我々[19]も，ほぼLuriaの力動性失語に一致すると思われる2例にLuriaの方法を用いてみた。榎戸ら[14]が指摘する通り，膠着語である日本語では患者が発話するであろう語数を検者があらかじめ設定することが難しく，紙片の数により句の線形図式を外的に与えるという方法はうまくいかなかった。しかし，一枚の紙片に語を一つずつ埋めていくよう指示しただけで，図3に示すような発話の促進が認められた。筆者は，この現象が意味するところを十分に説明できるには至っていないが，患者に「一枚の紙片に一つずつ語を埋めていく」という意識を持たせるだけで，内発的に発話を展開することの困難さが軽減されたことは確かであろう。

以上，述べたように，力動性失語の障害の本性や有効な外的cueについての見解が一致しているわけではない。しかし，力動性失語は内発的に叙述を展開することの障害とまとめられると思われ，それを補う何らかの外的cueが存在する場合があることは示された。

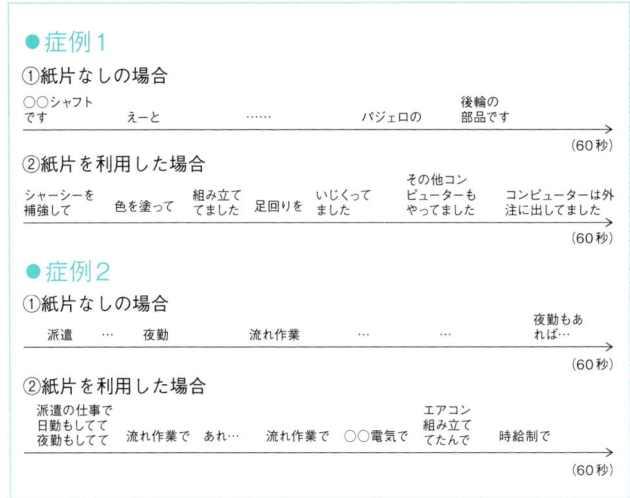

【図3】 紙片を利用した場合の力動性失語2例の発話例

図3
課題は「どんなお仕事をしていましたか？」という質問に答えるものである。
課題に対する返答を，紙片なしの場合と，紙面を利用し空白の紙片に語を埋めていくように指示した場合とで比較した。
横軸は60秒を表している。

VI. 変性疾患による力動性失語

近年，力動性失語は進行性核上性麻痺（progressive supranuclear palsy：PSP）にみられる失語型としても注目されるようになっている。Esmondeら[20]は，初期に力動性失語に類似した発話障害を呈したPSPの3例を報告している。これらの症例は物語や談話といった場合の発話や語流暢性に障害がみられたが，呼称などの課題発話は良好であった。典型的な力動性失語と異なる点は，時折，適切な機能語を省略したり，保続による統辞的な誤りがあり，統辞的理解も検査上は軽度の誤りがみられたことである。

Robinsonら[21]もPSPによる力動性失語例（症例KAS）を報告している。Robinsonらは力動性失語には左下前頭回損傷により言語にのみ障害を呈するタイプと，両側前頭葉や皮質下の損傷により言語および非言語的な産生に障害

を持つタイプとがあり，KASは後者に入るとしている。KASは新奇な思考の流暢な連鎖（fluent sequence of novel thought）の障害により言語の計画性が阻害されたと述べている。Robinsonらは前者を言語障害，後者を思考障害と解釈していると思われる。

おわりに

力動性失語は発話衝動や言語の道具性機能は保たれているが，言語機能を内発的に駆動し，叙述を展開することの障害とまとめることができる。純粋な力動性失語は稀であるとしても，このような障害は，叙述に困難を呈する他の非流暢性失語や前方型の変性疾患，実行機能障害を伴う高次脳機能障害患者に通底すると思われる。また，相対的に高い知能と豊富な語彙を有しながらも，叙述能力の発達が遅れている一群の子どもがいる。この子たちの中には特異的言語発達障害（specific language impairment : SLI）と呼ばれている者もいる。力動性失語について考えることは，これらの人（子ども）たちの治療や援助を行うにあたり，大いに意義を持つものと考えられる。

文　献

1) Luria, A. R., Tsvetkova, L. S. : The mechanism of "dynamic aphasia". Foundation of Language, 4 : 296-307, 1968.
2) Lichtheim, L. : On aphasia. Brain, 7 : 433-484, 1885.
3) Goldstein, K. : Die Transkortikalen Aphasien. Ergebnisse Neurologie und Psychiatrie, 2 : 349-629, 1917.
4) Berthier, M. : 超皮質性失語（波多野和夫，監訳）. 新興医学出版社, 東京, 2002.
5) Kleist, K. : Gehirnppathologie. Liepzig, Brath, 1934.
6) Luria, A. R. : 人間の脳と心理過程（松野　豊, 訳）. 金子書房, 東京, 1976.

7) Luria, A. R. : Basic problem of neurolinguistics. Mouton, The Hague-Paris, 1976
8) Costello, A. L., Warrington, E. W. : Dynamic aphasia : The selective impairment of verbal planning. Cortex, 25 : 103-114, 1986.
9) 榎戸秀明, 鳥居方策, 鈴木重忠, ほか：いわゆる超皮質性運動失語の自発話障害について―病巣の異なる3症例での比較―. 脳と神経, 36 : 895-902, 1984.
10) Rubens, A.B. : Aphasia with infarction in territory of the anterior cerebral artery. Cortex, 11 : 239-250, 1975.
11) Luria, A. R. : 神経心理学の基礎 (鹿島晴雄, 訳). 医学書院, 東京, 1978.
12) 大橋博司：前頭葉性言語―思考障害の1例. 精神医学, 8 : 943-947, 1966.
13) Goldstein, K. : Language and Language Disturbances. Grune & Stratton, New York, 1948
14) 榎戸秀明, 鳥居方策, 松野三郎, ほか：いわゆる超皮質性運動失語の1亜型について―左中前頭回後部を主病巣とする3例. 精神神経医学雑誌, 83 : 305-330, 1985.
15) Robinson, G., Blair, J., Cipolotti, L. : Dynamic aphasia; an inability to select between competing verbal responses? Brain, 121 : 77-89, 1998.
16) 豊田文子, 鈴木則夫, 上田麻美：課題発話良好にして叙述能力に強い障害を残した軽度非流暢性失語の一例. 高次脳機能研究, 34 : 36, 2014.
17) Gold, M., Nadeau, S. E., Jacobs, H. H., et al. : A dynamic aphasia : A transcortical motor aphasia with defective semantic strategy formation. Brain Lang, 57 : 379-393, 1997.
18) Alexander, M. P., Schmitt, M. A. : The aphasia syndrome of stroke in left cerebral artery territory. Arch Neurol, 37 : 97-100, 1980.
19) 鈴木則夫, 平川圭子, 長濱康弘, ほか：力動性失語の2症例. 神経心理学, 21 : 273, 2005.
20) Esmonde, T., Giles, E., Hodges, J. D. : Progressive supanuclear palsy presenting with dynamic aphasia. Journal of Neurology, Neurosurgery, and psychiatry, 47 : 1016-1019, 1996.
21) Robinson, G., Shallice, T., Ciporotti, L. : Dynamic aphasia in

progressive supranuclear palsy : A deficit in generating fluent sequence of novel thought. Neuropsychologia, 44 : 1344-1360, 2006.
22) Vigitsky, L. S. : 思想と言語（柴田義松, 訳). 明治図書, 東京, 1962.
23) Guilford, J. P., Haepner, R. : The analysis of intelligence. MaCraw-Hill, New York, 1971.

第Ⅴ章
終章

- 超皮質性失語の病態機序や神経基盤をめぐって

第Ⅴ章　終章

超皮質性失語の病態機序や神経基盤をめぐって

東北大学大学院医学系研究科高次機能障害学分野　　松田　実

> **臨床に役立つ ワンポイント・アドバイス**
> One-point Advice
>
> 　超皮質性失語は伝導失語と対極の位置にあり，復唱が保存された失語である。自発話が非常に低下しているのに比して復唱が保たれていれば超皮質性運動失語，復唱はスラスラできるのに理解が伴わない場合は超皮質性感覚失語が疑われる。自発話も理解も著明に障害されているのに比して復唱が意外とできれば混合型超皮質性失語である。
> 　復唱の保存は概ね左の傍シルヴィウス裂言語領域の保存と対応するが，この古典論は多少の修正が必要である（本文参照）。超皮質性失語は脳血管障害ならば分水嶺梗塞と関係することが多く，特に急性の混合型超皮質性失語では左内頸動脈病変を疑わねばならない。変性疾患の超皮質性失語では，Alzheimer病の超皮質性感覚失語，意味性認知症の語義失語，進行性非流暢性失語の超皮質性運動失語，進行性核上性麻痺の力動性失語などが有名である。
> 　左半球が障害された場合の右半球の言語代償能力は，復唱では単語レベルまでであり，文の復唱には左半球の関与が必要であると考えられる。

はじめに

　超皮質性失語はあくまでも「失語」である。そして，他の失語にない特徴は復唱の保存であり，それは基本的には音韻的な機能の保存と密接につながっている。それゆえに「道具としての言語」は保たれ知性障害や発動性障害など

本来の言語とは異なる領域に近い病態と形容されることはあるが，そうした場合の「道具としての言語」や「知性障害」の定義自体が明らかではなく，言葉の遊びに過ぎないとの印象を受ける。それは，「失語なき失語」という文言に典型的に表れている。「失語なき失語」，それこそ何を語っているのかわからないし，あるいはどのようにも解釈できる。詩的な表現として自身の感想を述べる際には優秀な表現かもしれないが，科学としての失語研究には不適切な言葉であろう。極言してしまえばこうした意味のない言葉の氾濫を許してしまうのが，現在の超皮質性失語をとりまく事情の一部であると思われる。

超皮質性失語をまずは言語障害としてしっかり受け止め，その特徴を明らかにしていく態度にしか病態にせまる道はないであろうというのが筆者のスタンスである。そうした論考の中から，言語を超えた範疇で，知性障害なり発動性障害との関連が明らかにされていくこともあり得るのではないかと考える。もちろん，言語は他の認知機能や知性と完全に独立したものではないので，失語といえども特に超皮質性失語の場合は，知性や全般的な認知機能の障害の色彩を帯びることはあるが，それでもまずは失語の範疇で捉えるべきであると筆者は考える。

さて，超皮質性失語の定義であるが，それは最初に述べたように復唱が保存された失語というほかはなく，それ以外の定義の仕方はみつからない。ただ，ここで問題となるのは，復唱の保存がどの程度ならば「超皮質性」といえるのかという点であろう。残念ながらこの点についての明瞭な規定はないというのが実情である。「神経心理学のバイブル」とも称される山鳥の「神経心理学入門」の超皮質性運動失語の項では，保たれている復唱の基準として，「一応の目安として17音節文（俳句）を用いている」と記載さ

> **KeyWord**
> **＊「超皮質性」という言葉**
>
> transcorticalの訳語として適切かどうかは議論がある。波多野は"解剖学重視を金科玉条とする現在の神経科医が，平気で「超皮質性」失語などと，実在もしない解剖学を振り回すのは滑稽というほかはない"とまで言っている。確かに例えばLuriaのように超皮質性失語などという分類を認めない学者もある。しかし，現時点で"tarnscortical aphasia"は多くの学者に受け入れられている失語分類であり，今のところ，「超皮質性」失語に代わる適切な訳語はないようである。

れている[1]が，これとてあくまでも一応の目安という慎重な言い方である．WABの超皮質性失語の診断基準も相当に曖昧である[2]．

　おそらく，超皮質性失語はそうした操作的な定義にはなじまないのであろう（もともと多くの失語型が操作的な基準では診断できないことが多く，そうすることで本質を見誤ることもある）．問題は全体の失語像であって，自発話が著明に障害されているのに，それに比較すれば随分と復唱は保たれており，そのうえで理解がよければ超皮質性運動失語ということになり，復唱は比較的保たれているのに，それに比して理解が悪ければ超皮質性感覚失語ということになる．要するに症状のコントラスト，すなわち超皮質性運動失語では自発話と復唱の乖離，超皮質性感覚失語では復唱と理解との乖離，に注目することが診断に際してもっとも重要なことである．超皮質性感覚失語においては，そのコントラストは「音韻機能の保持と意味機能の障害」と言い換えられることも多く[3,4]，それこそ伝導失語とは対極の位置関係にあると理解される[4]．

　ただ，超皮質性運動失語も超皮質性感覚失語も保存されている復唱は，基本的には文レベルを想定しており，単語の復唱が良好というレベルでは「超皮質性」という形容詞はつけにくい．Wernicke失語やBroca失語などの中核的失語症候群においても，短い単語ならば意外と復唱できる場合も多いからである．ただ混合型超皮質性失語の場合は，復唱がどこまで保たれているのかは文献によりかなり幅があり，ほとんど何も喋らず何も理解できていない患者が，反響言語的に検者の語句を復唱できる場合は混合型超皮質性失語と診断されていることもある．これも症状のコントラストという意味では理解できないことはないが，本稿では，短い文でもよいが，文レベルの復唱が可能という定義

を採用したい。

すでに超皮質性失語の臨床型やトピックスについて各著者により論じられたが，本稿では全体的理解の促進のためにも，第Ⅰ章で解説された歴史に加えてGeschwind以降の超皮質性失語をめぐる研究状況（すなわち現代史）について，筆者の理解が及ぶ範囲で簡単な解説を試みたい。そして超皮質性失語を成立させている言語の構成要因の神経基盤について考察し，最後に超皮質性失語の神経基盤や病態機序をもっとも考えさせられる混合型超皮質性失語をテーマとし，自験例の検討を通じて私論を述べさせていただくこととする。

Ⅰ. 超皮質性失語の現代史と現状

① Geschwindとボストン学派による古典的連合理論の復活

Geschwind, Benson, Goodglassらに代表されるボストン学派は，基本的にはWernickeらによって提唱された失語の古典的連合学説を実証的で豊富な症例研究と精緻な考察によって復活させ，失語研究の大きな潮流を作った[5, 6]。超皮質性失語との関係でいえば，Geschwindらが報告した「言語野孤立症候群」の一酸化炭素中毒症例の見事な神経病理学的研究がある[7]。Geschwindらの連合学説や離断症候群の考え方は単純すぎるとして，Brown（1975）などから反論を受けた[8]が，ボストン学派の古典的失語分類はその後の臨床や研究に多大な影響を及ぼし続けている。

図1はGeschwindが想定した復唱の解剖学的経路である[9]。シルヴィウス裂の辺縁をめぐるような神経経路が想定されている。Bensonによる命名では，傍シルヴィウス裂領域失語症候群は前方からBroca失語，伝導失語，Wernicke失語とい

> **KeyWord**
> **＊Geschwindの症例報告**
> 一酸化炭素中毒で倒れた22歳女性の報告であり，自発話や理解は著明に障害されていたが，反響言語や補完現象を認め，新しい決まり文句や歌まで覚えることができた。剖検では広範な皮質領域の障害を認めたが，聴覚皮質，Wernicke野，Broca野，弓状束，発話運動領域などは保存されていた。残念ながら利き手の記載はない。

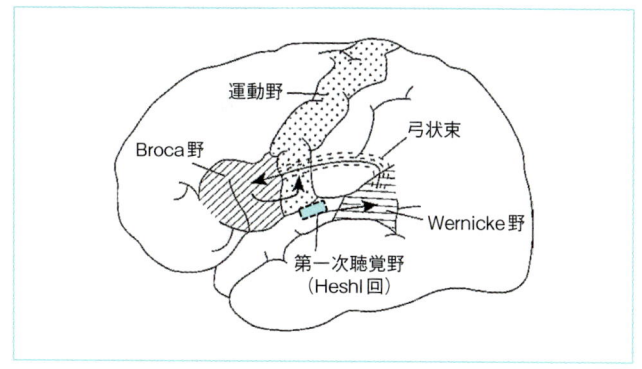

【図1】Geschwind が想定した復唱の経路

図1
第一次聴覚野である Heshl 回から Wernicke 野そして弓状束を通って Broca 野に伝達され最終的には運動野から発話される。こうしたシルヴィウス裂周囲の諸構造が復唱を担っており，その一部でも障害されると復唱が障害される。逆に傍シルヴィウス裂領域が保存される場合は復唱は保存される。

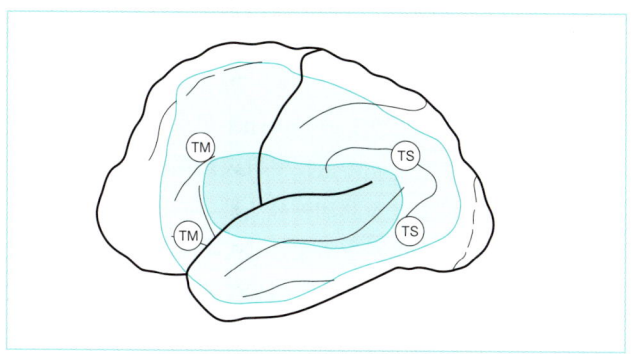

【図2】傍（および外）シルヴィウス言語領域と超皮質性失語

図2
☐ 傍シルヴィウス裂言語領域
☐ 外シルヴィウス裂言語領域
TM：超皮質性運動失語
TS：超皮質性感覚失語

(Benson；Aphasia, Alexia, and Agraphia (1979) より引用)

う中核の失語症候群であり，そのいずれもが，上記の経路の一部を障害するため，共通して復唱の障害をもっている。傍シルヴィウス裂領域が保存され，その外側の領域が障害された際に起こる失語症候群が外シルヴィウス裂領域失語症候群[※注1]と呼ばれ，この症候群では復唱が保存された失語，すなわち超皮質性失語が起こることとなる（図2）[5, 10]。

※注1：原文では extrasylvian aphasic-syndrome である。最初は boderzone aphasic syndrome 境界領域失語症候群と名付けられていた。

❷ 認知神経心理学的研究の台頭と箱矢印モデルの限界

1980年代頃より認知神経心理学的な研究が隆盛となっ

た。症状と病巣部位，さらにいえば機能と脳部位との対応を主な目的の一つとする臨床神経学的手法に変わって，認知機能をモジュール性を持った情報処理パラダイムにたとえ，箱と矢印を用いた処理過程モデルのどこが障害されているのかを個々の患者において決定しようと試みる認知神経心理学は，特に失語症治療者に歓迎され，現在も研究の一つの主流の座を保ち続けている。超皮質性失語の文の復唱の誤りを分析して，その本質に迫ろうといった試みもある[11]。

認知神経心理学的モデルでは復唱でも複数の経路が想定され，こうした検討から超皮質性失語のsubtypeを見出そうという研究もある[12]。図3はEllisら（1988）による復唱の経路であり，単純にいえば復唱には3種類の経路が存在することになる[13]。こうした箱矢印モデルは概念的にも単純で理解しやすく，多くの人に受け入れられている。

ただし，言語における認知神経心理学的なモデルは，そのほとんどが単語レベルを対象としていることに注意が必要である。それは理解や呼称についても読字についても復唱についても同じである。こうしたモデルは対象が文になると途端に歯切れが悪くなり，わかりづらいものになる。文の生成や理解についての認知神経心理学的モデルで「なるほど」と思わせるものに筆者は出会ったことがない。

本書の主題である超皮質性失語との関係でいえば，保たれているべき復唱は単語の復唱だけではなく文の復唱であったのだから，単純な認知神経心理学的なモデルの効力はほとんどないといっても過言ではない。文が復唱できる仕組み，すなわち文の復唱がどのような認知過程の組み合わせで支えられているのかがもっとも重要なポイントなのであるが，それについては単語の認知神経心理学的モデルは何も語ってはくれないのである。

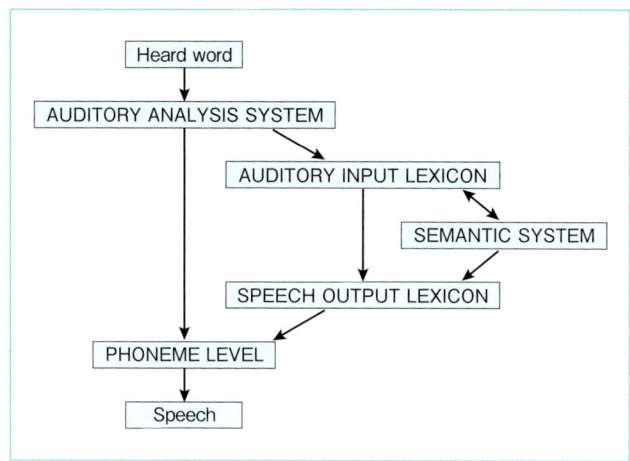

【図3】認知神経心理学的な復唱の模式図

図3
復唱には意味システムを通過する経路，意味システムをバイパスするが語彙辞書は経由する経路，語彙辞書もバイパスして音韻分析から直接それを発話に伝達する経路の3つの経路があることとなる。
(Ellis, Young 1988より引用)

③ Berthierの論文とモノグラフの登場

1991年にBerthierは傍シルヴィウス裂言語領域に病巣をもつ9例の超皮質性失語を報告し，傍シルヴィウス裂領域の障害は復唱障害に特別には関与しておらず，また保たれた復唱は右半球で行われているという仮説を強く訴えた[14]。彼が報告した症例には，その頃から本邦で報告の相次いだ前方病巣による超皮質性感覚失語も含まれていた[15]。その後，1999年にはそれらの業績をもとにTranscortical Aphasiaというモノグラフを出版する[16]。古典的言語野に障害があっても復唱が保たれることは，一見ボストン学派の構想とは一致しないようにみえるが，復唱の右半球代償仮説を提出していることからは，必ずしもボストン学派と真っ向から対立したのではないことに注意が必要であろう。なおBerthierの主張や復唱の右半球仮説に関しては，後の章で反論を試みることとしたい。

【表1】脳血管障害における超皮質性失語の頻度

論文	超皮質性失語の頻度
Kertsz & Sheppard（1981）	192例中 26例（14%） [TCMA 7例（4%），TCSA 16例（8%），MTA 3例（2%）]
Eslingerz & Damasio（1981）	64例中 9例（11.9%） [TCMA 2例（3.1%），TCSA 5例（7.8%）]
Berthier（1991）	114例中21例（18.4%） [TCMA 2例（1.8%），TCSA 14例（12.3%），MTA 5例（4.4%）]
Pedersen（2003）， Copenhagen Aphasia Study	203例中21例（10%） [TCMA 4例（2%），TCSA 14例（7%），MTA 3例（2%）]
Yang（2008）， China	325例中72例（22%） [TCMA 36例（11%），TCSA 17例（5%），MTA 19例（6%）]
Kang（2010）， Korea	97例中16例（16.5%） [TCMA 6例（6.2%），TCSA 7例（7.2%），MTA 3例（3.1%）]
Hoffmann & Chen（2013）	625例中，TAは11例のみ

TA：超皮質性失語，TCMA：超皮質性運動失語，TCSA：超皮質性感覚失語，MTA：混合型超皮質性失語

◆ KeyWord
＊分水嶺梗塞
境界領域梗塞ともいう。英語ではwatershed infarctまたはborder-zone infarctである。脳動脈は内頸動脈系と椎骨脳底動脈系があるが，前者から前大脳動脈（Anterior Cerebral Artery：以下ACA）と中大脳動脈（Middle Cerebral Artery：以下MCA），後者から後大脳動脈（Posterior Cerebral Artery：以下PCA）が分岐する。ACAとMCAの還流領域の境い目が前方の分水嶺，MCAとPCAの還流領域の境い目が後方の分水嶺である。その他にMCAの皮質枝と深部枝の還流領域の境い目も分水嶺と呼ばれる。これらの分水嶺は主幹動脈（特に内頸動脈）の狭窄や閉塞で梗塞に陥りやすい。

● 脳血管障害における超皮質性失語

　脳血管障害の領域では急性期失語の失語分類を扱った論文がいくつかある（表1）[17〜22]が，超皮質性失語の頻度は10〜22%とかなりの幅がある。最近のHoffmannらの検討では625例中超皮質性失語は11例のみであり[22]，これは診断基準に偏りがあるとしか思えない。超皮質性失語の亜型の頻度は，概ね超皮質性感覚失語がもっとも多く，次いで超皮質性運動失語，混合型超皮質性失語は超皮質性運動失語と同じかそれ以下である。ただし，これも絶対的な傾向というわけではなく，各研究によって診断にバイアスがかかっているものと思われる。これは超皮質性失語の研究に限ったことではなく一般の失語分類でも同じ傾向があるが，特に超皮質性失語ではバラツキが大きいかもしれない。

　Bensonが最初に超皮質性失語を境界領域失語症候群と呼んだことからも推測可能だが，分水嶺梗塞と超皮質性失語の密接な関係を述べた論文がいくつか存在する[23〜26]。

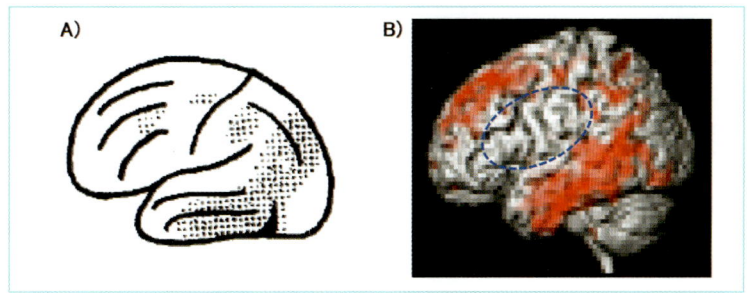

【図4】Alzheimer病の病理変化の分布
A) ADにおいて神経細胞脱落などの神経病理学的変化が強い部位。Brunら（1981）より引用。B) Voxel-based morphometryで大脳皮質萎縮の強い部位を表す（BrrakstageVのAD）。Whitewellら（2008）より引用。点線は筆者の加筆で傍シルヴィウス裂周囲が比較的萎縮の少ない部位であることを示している。

これは臨床的にはかなり重要なことである。失語臨床というよりも脳卒中の臨床として知っておくべき事項である。特に左内頸動脈病変と混合型超皮質性失語の関係は重要であるが、これについては再度後半の章で述べることとする。

⑤ 変性疾患における超皮質性失語

失語の臨床研究は今や脳血管障害から変性疾患へと中心課題が移行しつつあるといっても大きな反論は出ないであろう。変性疾患の失語のうち、少なくとも3つの大きな話題は超皮質性失語に関係したものである。

第一はAlzheimer病（Alzheimer's disease：AD）における言語障害である。ADではその神経病理の分布を反映して、言語症状は喚語困難から始まり、そのうちに理解も低下するが復唱は比較的保たれるという経過をたどるのが一般的である[27]。すなわち、健忘失語（失名詞失語）から超皮質性感覚失語へと移行する。図4に示したとおり、ADの病理変化の分布は傍シルヴィウス裂領域を比較的保存しその外側、その中でも後方下方領域に強いという特徴があ

> **KeyWord**
> *Logopenic progressive aphasia
> 略語はLPAだが適切な日本語訳はまだない。意味性認知症 semantic dementia (SD)，進行性非流暢性失語 progressive non-fluent aphasia とともに，変性疾患で失語が前景に立つ原発性進行性失語 primary progressive aphasia (PPAあるいはPA) を構成する。LPAの必須症状は喚語困難と文や句の復唱障害とされている。

り[8,29]，健忘失語や超皮質性感覚失語に対応する病変として矛盾しないと考えられる。ただ，AD病理を背景にもつことが多いとされるlogopenic progressive aphasiaでは，変性の主体が通常のADよりも前方よりになり傍シルヴィウス裂周辺に重なってくるため，復唱障害をきたすことになる[27]。

第二は意味性認知症に典型的に認められる語義失語である。別章で詳しく論じられ，他の章でもふれられているが，その定義は著者によって必ずしも一致していない。しかし，語義失語が超皮質性感覚失語の特殊型であることはだれも異論がないであろう。

第三は前方型認知症で認められる超皮質性運動失語である。とくに前頭側頭型認知症や進行性非流暢性失語では超皮質性運動失語が前景に立つ場合がある[28]。また，進行性核上性麻痺の言語症状が力動性失語を呈するという論文がいくつかみられる[30]。力動性失語も別章で詳しく論じられたが，力動性失語の解釈は人によってさまざまで，ほとんど超皮質性運動失語と同義とみなす立場もあれば[32]，超皮質性運動失語の中の特徴ある1形態とみなす立場もある[33]。

Ⅱ．超皮質性失語の神経基盤

① 復唱の神経基盤

各失語型の神経基盤については，それぞれの章で詳しく論じられたので，ここでは超皮質性失語全般に関係する言語の諸側面の神経基盤について簡単に考察する。

まず，超皮質性失語が復唱の保たれた失語とするならば，復唱を担当する神経基盤がどこかということが一番の問題であろう。復唱が可能であるためには，聴覚刺激を受容し言語音を分析して同定し，さらに言語音の連鎖を一時的に短期記憶に貯蔵し，それを発話に際して正しい音韻系列に

展開するという一連の作業が必要となる。したがって復唱は語音認知障害でも，伝導失語に特徴的な音韻性錯語でも，非流暢な発話障害でも障害される。文や無意味語，多音節語の復唱では言語性短期記憶障害でも障害されることとなる。また文の復唱には，たとえ理解が伴わないとしても，文構造の骨格を把握し再表現できるような広い意味での統辞能力が必要であると思われる。文の中で用いられる語彙が無意味語であれば正常人でもその文の復唱は困難になるので，文の復唱が保たれるためには語彙の音韻形式も保存されていなければいけないのではなかろうか。要するに文の復唱は総合的な言語能力を反映しているともいえる[34]のであって，だからこそ意味理解を伴わない文の復唱は非常に特徴的な印象を我々に与えるのだと思われる。

　傍シルヴィウス裂言語領域が復唱を担当しているという古典論の考え方を先に述べたが，多くの臨床的データからは復唱にもっとも関与しているのはWernicke野から縁上回にかけての領域であるらしい[35,36]。傍シルヴィウス裂言語領域のうち，Broca野の復唱への関与は否定的な見解が多い。Broca野だけが障害された場合に起こる「Broca領域失語」(別章参照) では復唱はほとんど障害されないからである。したがって，傍シルヴィウス裂言語領域のうち，復唱に必要なのは中心前回から後方部ということになり，ここで古典論は一部の修正を迫られることとなった[37]。

　なお，左半球の復唱を担う神経基盤が障害された場合の，右半球の復唱代償能力は超皮質性失語の病態機序に関わる，非常に重要なテーマであり，第Ⅲ章で考察する。

❷ 超皮質性運動失語における発話障害の神経基盤

　超皮質性運動失語や力動性失語の章で詳述されたが，ここでは発話衝動や言語の発動性といった神経行動学的要因

のほかに，喚語困難や文の構成障害，句や語の選択障害といった言語学的要因も超皮質性運動失語における発話障害の原因になっている場合が多いことを指摘しておきたい[38]。言語の発動性に関する神経基盤は前補足運動野とそこから前頭葉下部に投射する frontal aslant tract が重要な働きをしていることがわかってきた[39]。言語学的な能力，すなわち喚語（視覚呼称だけではなく自発話で語を呼び出す能力）や多くの選択肢の中から語句を選択し，系列的に文を作成するといった能力の神経基盤は中下前頭回に存在することが推測される[38]。

③ 意味理解障害や「意味記憶障害」の神経基盤

音韻が受容されても単語の意味理解が障害される超皮質性感覚失語の病巣解析から，Wernicke 野の後方下方領域（具体的には角回から後頭葉外側面，中下側頭回），さらに前方では中前頭回などが単語理解の神経基盤として挙げられることが多い。しかし，これだけ多くの領域が関わっていることからもわかるように単純な要素的機能といえるかどうかは疑問である。文の中での単語の理解や独立で単語を提示された時の理解など，状況によって働く部位が異なる可能性も高い。また単語の品詞や抽象性と具象性の区別，単語が表す概念のカテゴリーなどで部位が異なる可能性も指摘されている。

文の理解は単純に考えても単語の理解，統辞構造の理解が必須であり，短期記憶やワーキングメモリだけでなく状況の理解能力も必要となるまさに複合的な能力であり，一定の神経基盤に還元することは困難かもしれない[40]。

なお，意味理解障害でなく「意味記憶障害」という言葉は，あくまでも記憶分類の話であり，陳述記憶の中で個人の体験の記憶であるエピソード記憶に対して，言語や概念の記

🔑 KeyWord

＊記憶分類

記憶は時間的な分類では短期記憶と長期記憶に分類される。短期記憶は数秒から数十秒の単位での記憶であり，言語性短期記憶とは復唱の時に働く記憶と考えても大きな間違いはない。LPAでは言語性短期記憶の障害が強いと言われている。記憶をその内容から分類すると，まず手続き記憶と陳述記憶に分類される。手続き記憶とは俗にいう「身体で覚える記憶」で意識にのぼらないことが多い。陳述記憶とは言語化やイメージ化が可能な記憶であり，その中にエピソード記憶と意味記憶がある。通常の健忘症候群で障害される記憶はエピソード記憶であり日々の出来事の記憶である。意味記憶は言葉や知識の記憶である。「昨日食べたリンゴはうまかった」はエピソード記憶であるが，「青森はリンゴの名産地である」は意味記憶である。

憶として記載されたのが意味記憶である。その中には一般的な知識も当然含まれる[41]。物品や人物の意味記憶障害という場合は失認ではなく（すなわち単一様式の認知障害ではなく）多様式の認知障害を示す対象概念そのものの障害を意味するが，言語性意味記憶あるいは語の意味記憶障害という場合は言語の意味システムそのものの障害を指し，意味性認知症で認められる語義失語にその典型をみる[42]。その神経基盤は側頭葉の中下部から前部にかけてであろうことが推測される。側頭葉前部は意味性認知症でもっとも障害が強い部位であり，多様式の認知情報が集合し意味記憶の中心部位として働くというsemantic hub仮説が注目されているが，異論もあり必ずしも統一された見解ではない[43]。

Ⅲ．混合型超皮質性失語の自験例の検討

1 自験5例の概略（表2）

5年間に経験した脳血管障害505例の中から，失語を呈した178例中，混合型超皮質性失語と診断された症例を検討した。その診断基準は，山鳥[1]，Bogousslavsky[23]，Benson[5]らを参考に，①自発言語は著明に低下する，②言語理解は単語レベルから重度に障害される，③復唱は文レベルで保存され，反響言語を認める，④音読は可能であってもよいが，意味理解は伴わない，の4条件を満たすものとした。症例は5例あり，全例ともに完全な右利きで，性別は男性3例，女性2例である。すべて左半球の脳梗塞であった。

【症例1】 朝より言動がおかしいのに気付かれて受診，意識は清明だが自発話はほとんどなく，あっても空語句程度であった。検者の質問の一部を取り込むような反響言語を認め，ことわざの前半を言うと後半を自動的に補完した。SLTAでは復唱，音読がほぼ完全であったが，意味理解はま

【表2】混合型超皮質性失語を呈した5症例の概略

	基礎疾患	梗塞巣の分布	アンギオ	右片麻痺	補完現象	経過	その他
症例1 (64歳男性)	糖尿病 高血圧	左前頭葉外側面	左内頸動脈閉塞	(−)	(+)	超皮質性感覚失語 →健忘失語	言語症状回復に伴い復唱低下
症例2 (85歳女性)	発作性 心房細動	左前頭葉外側面 多発性深部梗塞	(MRA) 左MCA狭窄	(−)	(+)	超皮質性感覚失語	
症例3 (72歳男性)	心筋症 不整脈	左MCA領域 中心溝付近は 一部保存される	施行せず	(+)	(+)	混合型超皮質性失語が持続	
症例4 (67歳男性)	糖尿病 高血圧	左基底核 前頭頭頂皮質下	左内頸動脈 高度狭窄	(+)	(−)	中等度(→軽度) 混合型失語	RCPM:25/36
症例5 (55歳女性)	高脂血症	左放線冠 後部分水嶺	左内頸動脈閉塞	(+)	(±)	中等度の 混合型失語	RCPM:16/36

RCPM:レーヴン色彩マトリックス検査

> **KeyWord**
> **＊STA-MCAバイパス術**
> 内頸動脈や中大脳動脈(MCA)の基幹部に閉塞がある場合に,外頸動脈の枝である浅側頭動脈(superficial temporal artery:STA)とMCAの分枝を吻合し,頭皮に流れる血流を脳内に流すことを目的とする。

ったく伴わなかった。左内頸動脈閉塞に対してSTA-MCAバイパス術が行われた。その後,徐々に自発話が改善し超皮質性感覚失語へ,次いで健忘失語へと移行した。

【症例2】 頻脈性心房細動をきたして入院した翌日の夕方ごろより,活気がなくほとんど発話しようとしなくなり,簡単な命令にも従えなくなった。著明な反響言語を認めるが,理解は著明に障害されていた。

発話例:＜気分はどうですか＞ どうですか ＜しんどいですか＞ しんどいですか ＜住んでるとこどこですか＞ 住んでるとこどこですか,どこですか,どこですか ＜住所はどこですか＞ 住所はどこですか ＜て僕が聞いてるの,教えて＞ 教えて ＜ここは病院ですか＞ ここは病院ですか

このように著明なほとんど完全型の反響言語があり,また自分の反響言語を繰り返す反響反復言語(傍点部)も認められた。MRAでは左MCAの狭窄が認められたが保存的に加療し,その後自発話は徐々に回復し超皮質性感覚失語に移行し,1年位の経過で最終的には理解も回復して健忘失語に移行した。

【症例3】 肥大型心筋症で他院に通院中であったが，右片麻痺と発話障害を発症して入院．発症20日後から筆者の管理下になった．自発話はほとんどなく，「意味がないよ」というときどきみられる常套句と反響言語のみであり，理解も著明に障害されていた．本例は注意障害や易怒性もあり，状況の理解力も相当に悪かったため，SLTAは施行できなかった．しかし「弘法も筆を誤る」「ちりも積もれば山となる」の復唱が可能な場合もあり，「旅は道連れ」に対しては「旅は道連れ，世は情けか」と補完して復唱した．動作命令で＜目をつぶって＞に対しては「目をつぶって」と反響言語で応えて実際の閉眼はせず，＜目をつぶってみてちょうだい＞に対しては「目をつぶってみてちょうだいってどういうことや」と怒り出した．ただ，いつも復唱に成功するわけではなくその能力は浮動的なものであった．本例は観察しえた半年後まで改善することなく，混合型超皮質性失語の状態が持続していた．

【症例4】 徐々に悪化する右片麻痺と言語障害のために他院より紹介された．重度の発話減少と理解障害を認めたが復唱は完全であった．検者の質問を取り込むような反響言語は（＜お名前は＞→「お名前は…」）認めたが，補完現象は観察されなかった．左内頸動脈高度狭窄があり，内膜剥離術を施行した．その後，発話，理解ともに徐々に改善し中等度から軽度の混合型失語に移行した．

【症例5】 右片麻痺と言語障害で発症3週後に他院より紹介されたが，発話減少と理解障害に比して復唱は比較的保たれていた．本例の復唱はSLTAなどでは，他の3例に比して低下しているが，それでも診察では，自発話がほとんどないのに比して，文レベルでの復唱が可能なことが多かった．質問に対しては検者の言葉を取り込むような反響言語を認めた．補完現象は著明ではなかった．

> **KeyWord**
> ＊内膜剥離術(carotid endarterectomy：CEA)，頸動脈ステント留置術(carotid artery stenting：CAS)
> どちらも内頸動脈の高度狭窄に対し脳梗塞発症を予防するために行われる治療法である．

主な検討結果

1）原因疾患や画像所見について（図5, 6, 7）

2例（症例2, 3）は不整脈の存在や臨床経過から心原性塞栓と考えられた。他の3例では脳血管撮影を施行したが，2例（症例1, 5）で左内頸動脈の完全閉塞を，1例（症例4）では高度狭窄を認めた。梗塞巣の分布に関しては，単発性梗塞は左前頭葉梗塞の症例1のみで他の症例は多発性梗塞であった。SPECTを施行できた4例では全例が言語領域を含む左半球の広範な血流低下を認めた。症例3はSPECTは施行できなかったが，言語野そのものにかなり広範な梗塞巣をもっていた。

2）言語所見について

症例3以外の4症例のSLTAを図8に示した。全例，反響言語を認めたが，その程度や内容はさまざまであった。

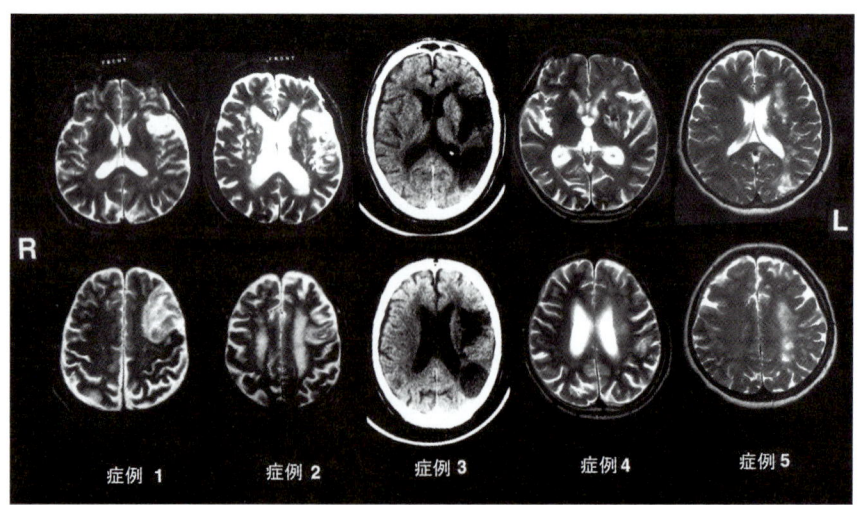

【図5】5症例の画像所見
症例3はCT，他はMRI水平断T2強調画像

症例2, 3のようにほとんど完全型の場合から, 質問の一部を取り込む形での部分型反響言語も多かった. 補完現象については3例で認められたが, 他の2例（症例4, 5）では明らかではないか, ごく軽度であった. この2例は混合

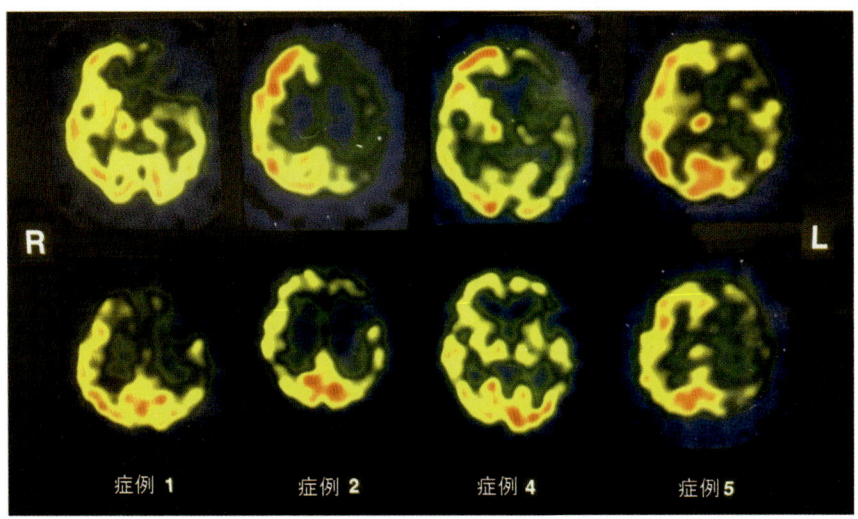

【図6】4症例の脳血流SPECT

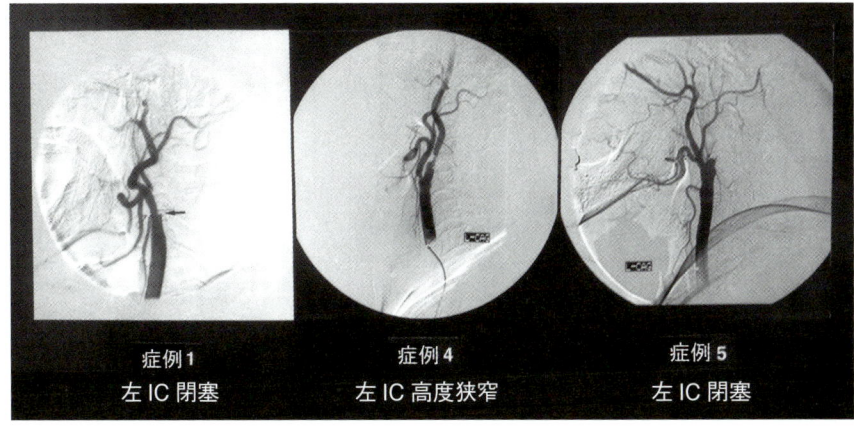

【図7】3症例の脳血管撮影

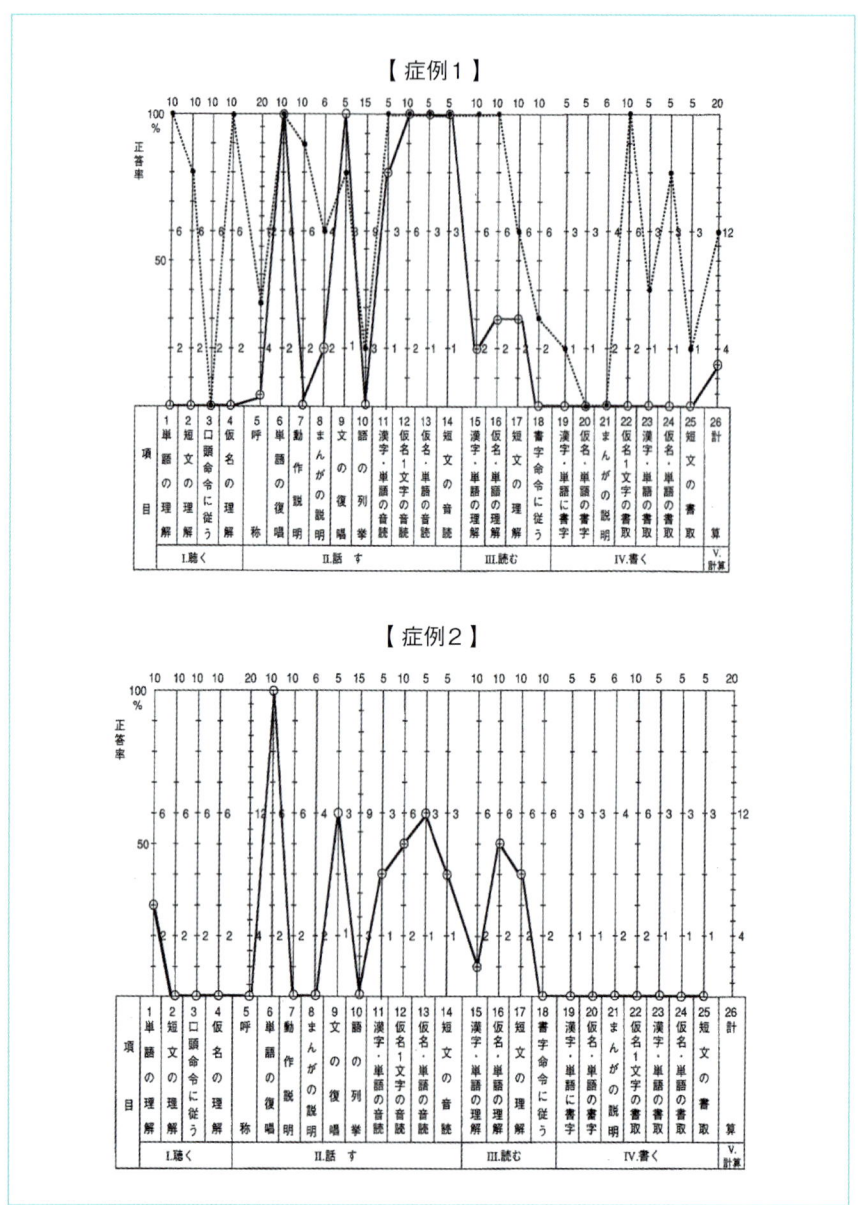

【図8-①】症例1，2のSLTA成績

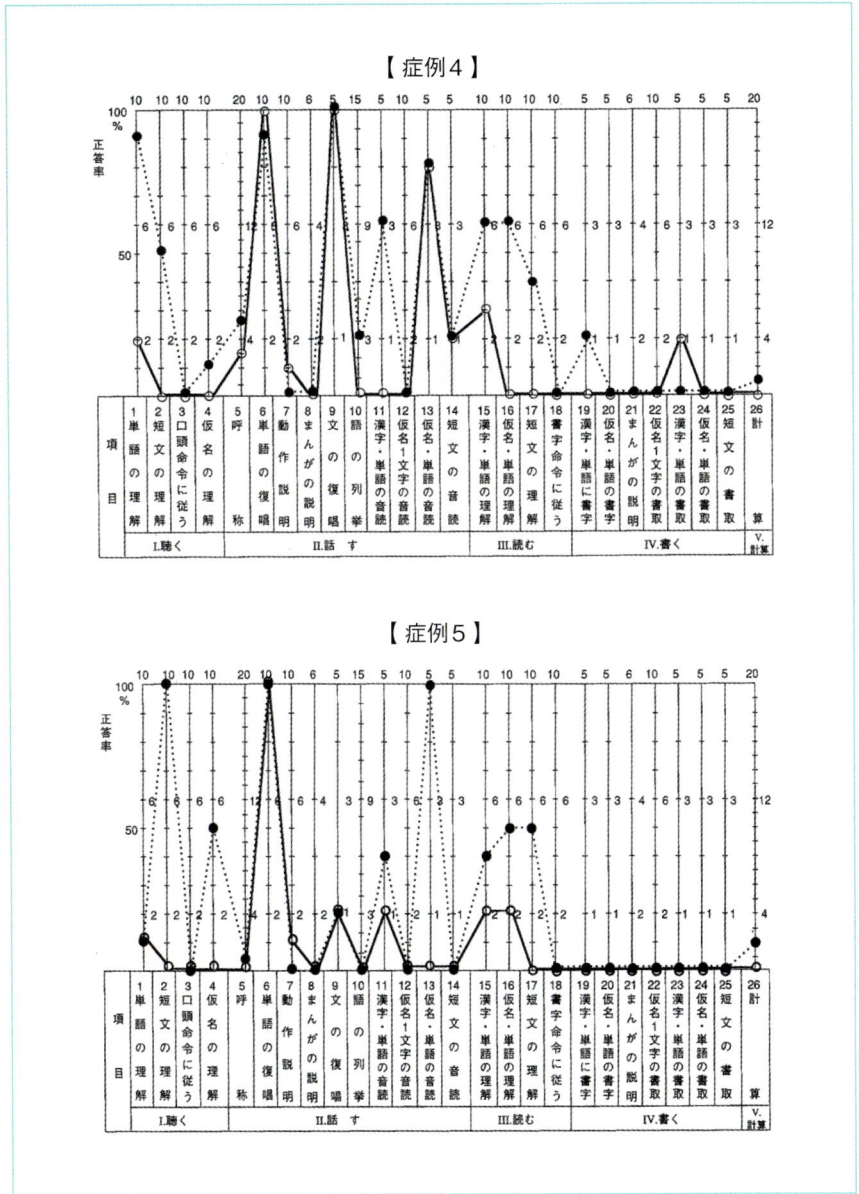

【図8-②】症例4，5のSLTA成績

型超皮質性失語を呈している時期にレーヴン色彩マトリックス検査を完遂できる程度の全般的機能や注意機能が保たれていた。他の3例では同検査を完遂できるような持続する注意力がなかった。

なお，もっとも経過良好であった症例1では，全般的な言語機能の改善とともに最初は完璧であった文の復唱が軽度の低下を認めたことが特徴的であった（SLTAの点線）。

3 考察

1) 混合型超皮質性失語と左内頸動脈病変

分水嶺梗塞と超皮質性失語の関係が深いことは再三指摘されてきたところである。前方の分水嶺梗塞では超皮質性運動失語が出現しやすく，後方の分水嶺梗塞では超皮質性感覚失語を呈しやすいことも指摘されている[26, 44]。前方と後方の分水嶺梗塞の合併や，深部の分水嶺梗塞との合併は内頸動脈の閉塞や高度狭窄と関係が深く，この場合には混合型超皮質性失語を呈することとなる。逆に急性発症の混合型超皮質性失語を呈する患者をみた場合は左内頸動脈閉塞を疑って適切な処置をとることが必要である[※注2]。

本検討でも混合型超皮質性失語5例中の3例に高度の左内頸動脈病変を認め，両者の密接な関係が確認された。左内頸動脈病変による急性の混合型超皮質性失語は比較的急速に改善すると記載されているものが多いが，自験例では必ずしもそうではなかった。

2) 混合型超皮質性失語の言語野孤立仮説の是非

Goldstein[45] によって仮定された言語野孤立の概念を，反響言語を呈する一酸化中毒の症例の病理で見事に示したGeschwindの症例報告[7] は，混合型超皮質性失語や反響言語が言語野の解剖学的孤立によってもたらされると信じる

※注2：内頸動脈閉塞や高度狭窄に対して内膜剥離やステント留置などの処置を行うかどうかは，その他の全身的要因や合併症，年齢などを考慮して検討せねばならないが，少なくとも脱水に陥って脳血流が低下することは避けねばならない。

に十分な強い影響力を発揮した。Bogousslavskyは前方の塞栓性梗塞と後方領域の分水嶺梗塞が同時に起こることによって，言語野の孤立が生じると考えている[23]。最近のCauquil-Michonらの総説[25]も同様の考えである。解剖学的に言語野孤立を生じるのはかなり戦略的な病変分布が必要であるが，分水嶺梗塞ではそれが起こりやすいと考えられている。前方領域だけの梗塞で混合型超皮質性失語を呈した症例を報告したRapcsakは，SPECT所見から「機能的な言語野孤立」を想定している[46]。すなわち，混合型超皮質性失語の成立機序については，これらの著者は基本的にGeschwindの「言語野孤立」仮説を継承しているわけである。

しかし，Geschwindのこの仮説に対して，Brown[8]は混合型超皮質性失語でみられる反響言語や補完現象は保たれた復唱としては理解できないことを指摘しており，本邦でも濱中[47]や波多野ら[48]の痛烈な批判がある。確かに，文法的に誤った文を正しく訂正して復唱したり，人称を変えて復唱したりする場合の反響言語は単なるオウム返しではなく，さらに補完現象も復唱ではないことは明らかである。この点を言語野孤立仮説だけでは明瞭には説明できないのである。

本5例の経験からは，SPECTを施行できた4症例は左半球の広範な機能低下を示し，SPECTを施行できなかった症例3では言語野そのものに大きな損傷を受けていた。また左内頸動脈病変が証明された3例の梗塞分布は，必ずしもGeschwindやBogousslavskyが示したような言語野を孤立させるような戦略的なパターンではなかった。したがって，本5例の経験からは「混合型超皮質性失語＝言語野孤立」という単純な図式は再検討を要すると考えられた。

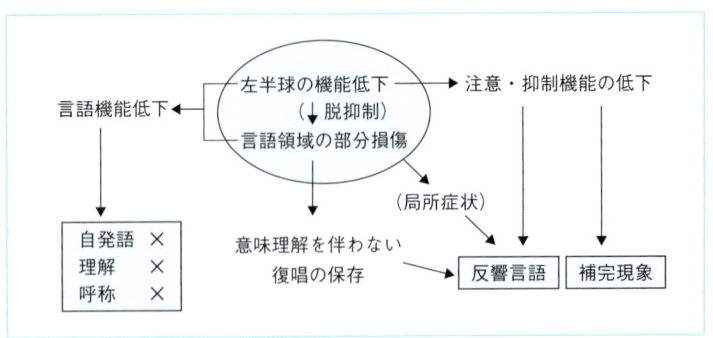

【図9】混合型超皮質性失語の病態機序

3) 混合型超皮質性失語の病態機序に関する仮説（図9）
【理解を伴わない復唱】

　症例1では全般的な言語機能の回復に伴い，復唱の成績に軽度の低下が認められたことが特徴的であった。意味理解を伴わない復唱は，より自動的で低次のレベルで起こる現象であり，言語野が部分的にでも保存されていれば残存するのかもしれない。これに対して意味理解を伴う復唱は言語半球の十分な活動を要すると考えられる。すなわち，復唱には意味を伴うものと意味を伴わないものの2種類があるということであり，言語野への負担が異なる可能性があるということである。したがって，本5例のように言語野の部分的破壊や言語半球の機能低下がある状態では，自発話，理解などの言語機能が低下していながら，意味理解を伴わない復唱が可能であるという事態が生じることとなるというのが筆者の混合型超皮質性失語についての説明仮説である。

　復唱の神経基盤で述べたように，言語野の中ではWernicke野やその周辺がもっとも文の復唱に関係すると考えられる[35,36]が，本5例もその周辺が機能低下はしていても組織的に完全には破壊されていなかった可能性がある。

【反響言語，補完現象の機序】

　反響言語や補完現象が単なる保たれた復唱としては，その機序を説明しきれないことは明らかである．そもそも反響言語はGeschwindのいう言語野孤立症候群でなくとも，すなわち混合型超皮質性失語でなくとも，超皮質性運動失語や超皮質性感覚失語でも認められる．また，失語でなくとも前頭側頭型認知症でも認められることは多く，それには反響行為を伴うことも多い．それらの機序は必ずしも同じではないが，いずれにせよ反響言語の成立機序の解明には精神学的，心理学的な視点が必要であるという波多野の主張[49]は的を射たものであると考えられる．反響行為でも反響言語でも，何に対しても反響するわけではなく，もっとも観察されやすいのは医師と対面した診察場面であり，そうした意味では反響言語や反響現象の成立に対人性や状況依存性の関与が明らかだからである．

　筆者の考えでは，反響言語の成立機序は大きく分けて二つ考えられる．一つは反響行為などと同様に，原始的な行為の脱抑制としてとらえる考え方である．オウム返しをするという行為は幼児期から何度も繰り返され学習された行為であり，それが前頭葉の発達とともに抑制されてくる．前頭葉を含む全般的な機能低下や注意障害があると，原始的な行為が出現しやすいと考える説明である．この際，無意識に文を訂正したり人称を変換したりする行為は言語野が多少なりとも機能していれば可能なのではないかと考えられる．補完現象も同様の機序の延長で考えられる．慣れ親しんだ句の前半を言われれば後半をつい言ってしまうことは正常人でも見られる行為であるが，そうした傾向が脱抑制や注意障害で亢進しているのではなかろうか．

　反響言語のもう一つの機序は，喚語困難や文構成障害のために発話が困難な場合，検者の発した文をそのまま借り

るというものである。保たれている復唱機能を自分の発話に利用していると解釈できる。典型的には超皮質性運動失語にみられ，通常は極度に自発話が減少した患者が，医師の質問を取り込んで答える。この際には，完全なオウム返しではなく意味が合うように訂正される場合が多い（例：＜身体の調子はどうですか＞→「身体の調子は…いいです」）。

混合型超皮質性失語でみられる反響言語にも，上にあげた両者の機序が考えられるが，どちらかというと前者の機序，すなわち脱抑制や全般性注意障害による原始的反響現象の亢進という機序のほうが強いように思われる。そうすると，全般的な注意機能が保たれている場合は，反響言語も部分型となり，補完現象も少なくなることが予想されるが，本5例の症状はその予想に合致したものである。

4) 復唱はどこが担うのか：復唱の右半球代償仮説の是非
【本5例の場合】

本5例についていえば，復唱が左半球で行われていたことは確実である。比較的急性期から症状を観察できており，その時期から文の復唱が可能であった。かなりの左半球言語野が組織的障害を免れており，復唱障害の程度も言語野の障害や機能低下の程度に比例していたように思われる。すなわち，もっとも組織的障害の大きな症例3がもっとも復唱機能は障害されており，比較的健全な症例1はほとんど完全な復唱を呈していた。なお，症例5は，発症から3年後に体調不良となった際に脳梗塞の再発をきたし，それまで可能であった復唱がまったくできなくなった。図10はCTでの変化を示しているが，それまで部分的損傷であった左半球言語野に重度の障害が加わっていた。この経過は，左半球言語野が復唱を担っていたことの直接的証明

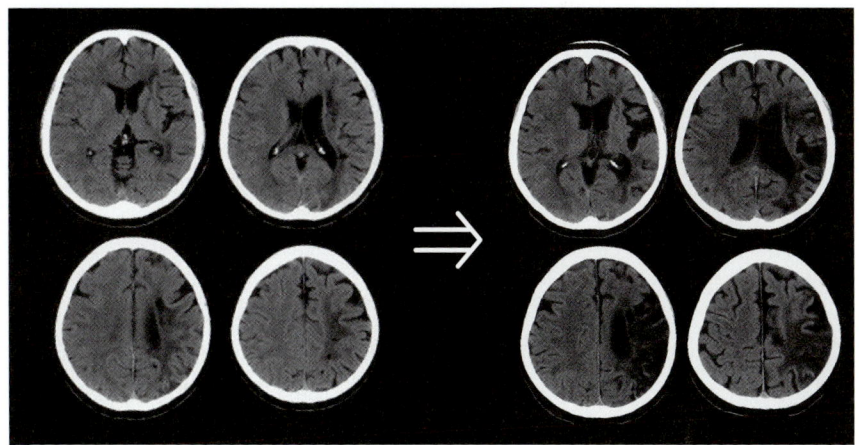

【図10】症例5の経過
脳梗塞を再発し保存されていた言語領域にも梗塞をきたした。
その結果，保たれていた復唱もほとんどできなくなった。

であり，機能低下した左半球でも復唱が可能であったことの証明でもある。

【右半球の復唱機能】

失語の回復に右半球が寄与していることは確かである[50]。また，もともと右半球にもある程度の言語的機能があることも事実であると思われる[51]。音韻の受容に関しては右半球ももともとその機能をもっているということが機能画像などで主張されている[52]。問題は復唱機能である。右半球ではどの程度まで復唱が可能なのであろうか。

この点に関して機能画像での研究は，単語の復唱くらいならば，右半球でも代償ができる可能性を示唆している[53, 54]。確かに，Wernicke失語でもBroca失語でも単語の復唱くらいは回復してくることが多いし，短い単語ならば急性期から復唱できていることも観察される。しかし，問題は文の復唱である。超皮質性失語という場合，基本的には文の復唱が可能であることを前提としていると考えら

れ，それは厳密に言えば混合型超皮質性失語の場合でも同様である。文の復唱が右半球で可能であるという証明は今までされていないと思われる。復唱の神経基盤で述べたように，文の復唱にはさまざまな言語的機能が保たれていることが必要である。それらの機能をすべて非言語半球である右半球が担うような事態が起こることは考えにくいのである。

【左半球広汎障害による混合型超皮質性失語例】

　これまでに左半球言語野あるいは左半球MCA領域が完全に破壊された症例で混合型超皮質性失語を呈したとされる例は，すなわち右半球が復唱を代行したと思われる症例は，筆者が渉猟した限りは，以下に述べる数例ほどしかなく，そしてこれらの症例はそれぞれ問題点がある。Stengel[55]の例は剖検例であるが，残念ながら利き手が不明である。Brown[8]のcase3は左利きであった。Trojanoら[56]やGrossiら[57]の症例は単語の復唱も30～44％しかできておらず，文の復唱は不可である。したがって，文の復唱ができるという混合型超皮質性失語のここでの基準を満たさない。Berthier[14]のcase8もMCA全域が障害されているが左利きであり，文の復唱能力は低い。Pulvemüllerら[58]の症例は，最初数年は全失語である。復唱の回復は発症4年後頃からであり，その頃から反響言語も出現し，文の復唱も決して完全ではない。

　これらの症例から言えることは，左半球言語野が完全に破壊された症例で急性期から文の復唱が保たれた混合型超皮質性失語を呈した例は利き手に問題がある例が多いこと，復唱の回復は多くは単語レベルにとどまり多少の文を復唱できるようになるにも多くの年月を要するということであろう。したがって，右半球が簡単に文の復唱を代償できるようになるとは考えにくいというのが結論である。

その他の混合型超皮質性失語の報告では，左半球言語野に障害がほとんどない例が多いが，明らかな障害があっても完全ではなく一部は残存している場合がほとんどである。浦野ら[59]の症例はかなり広範な病巣ではあるが，MRIをみれば左半球言語野は全壊状態ではないと考えられる。

Ⅳ．Berthier論文の概要と反論

① 「超皮質性失語」論文の概要

波多野によってしばしば引用されているBerthier[14]の論文の概要は以下のようなものである。失語連続症例114例中に21例の超皮質性失語があり，その病巣を調べたところ傍シルヴィウス裂言語領域に障害があった例が9例（PS群），傍シルヴィウス裂領域には障害がなくその外部に障害があった例が11例（EPS群）であった。PS群とEPS群ともに超皮質性運動失語，超皮質性感覚失語，混合型超皮質性失語の例があり，PS群とEPS群の病像に大きな差はなかった。そこから，彼は超皮質性失語の出現（すなわち復唱の保存）と傍シルヴィウス裂言語領域の損傷の有無とは無関係であるという驚くべき結論を導く。さらに，左半球全体の機能低下があった症例の検討などから，これらの症例における正常の復唱は右半球が担っていると主張したのである。

② 論文内容に対する疑問，反論

Brain誌に掲載され，その後のモノグラフでも大きく取り上げられているBerthierの研究内容に対して，今まで誰も反論をしないのが不思議である。復唱と傍シルヴィウス裂言語領域との関係を調べたいのであれば，そもそもそ

の方法が根本的に間違っていると言わざるを得ない。114例すべての病巣を検討して，それをPS群とEPS群に分類し，両群で復唱障害の有無を調べるべきであろう。復唱が保たれる頻度が（すなわち超皮質性失語の頻度が）EPS群に圧倒的に高ければ，傍シルヴィウス裂言語領域の障害と復唱障害は関係があるという結論が出ると考えられる。残念ながら論文には超皮質性失語21例のデータしかなく，全114例中にEPS群がどれだけいたのかも示されていない。むしろ，超皮質性失語を呈したPS群のデータをみると，復唱が完全な例は1例しかなくかなり低下している例もあり，その場合は病巣の大きさに比例して復唱障害が強い傾向がある。こうした事実はむしろ傍シルヴィウス裂言語領域が復唱を担っていたことの傍証ではないかと考えられる。

次に復唱の右半球代償仮説であるが，彼が大きな根拠としているのはアミタールテストを施行した2例の結果と，右半球に再発を起こした1例の経過である。アミタールテストを施行した1例では右半球を麻酔したことで意識障害が起こったあと全失語となったが，左半球の麻酔は施行できていない。もう一例のテスト施行例はもともと左利きであるため考察の対象外であろう。これでは何も証明したことにはならない。また，再発例であるが，左半球病変で混合型超皮質性失語を呈していた症例であり，右半球の再発で両便失禁まできたしている症例である。そうした症例の言語症状が，反対側と言えども再発があれば，悪化するのは当然であろうと思われる。したがって，彼の復唱右半球代償仮説の根拠はかなり脆弱であると結論される。

> **KeyWord**
> *アミタールテスト
> (Amytal test)
> 大脳半球の言語優位側を調べるために頸動脈にアモバルビタールを注入して言語検査などの反応をみるテストであり，和田試験Wada testとも呼ばれる。最近は非侵襲的な機能的MRI (fMRI) で代用されることも多い。

③ その他のアミタールテストの解釈

アミタールテストで有名なのは超皮質性感覚失語の症例

にこのテストを施行したBandoら[60]の報告であるが、右半球の麻酔で復唱がなくなったと記載はあるが、意識やその他の言語表出がどうだったのかの記載はない。また復唱課題は文ではなくdigitや音の系列であったので、文の復唱については何も言えない。岡沢ら[61]も超皮質性感覚失語症例に対して両側のアミタールテストを施行しているが、どちらの麻酔でも「あーうー」としか言えなくなったので、復唱は両半球が関与していると結論付けているが、要するに発話ができなくなったということであり、復唱のメカニズムを考えるうえでは参考にはならない。

まとめ

「左半球の傍シルヴィウス裂言語領域は復唱を担当しており、この領域が保全され、より外側の言語関連領域が障害されると、復唱の保存された超皮質性失語が出現する。前方の病変では自発話と復唱の乖離を示す超皮質性運動失語が、後方領域が障害されると復唱と理解の乖離が著明な超皮質性感覚失語となる」というのがボストン学派の考え方であり、現在も概ねその妥当性を保っていると思われる。修正点はBroca野が復唱に関与していないらしいことと、前方病巣でも超皮質性感覚失語が出現する場合があることの2点であろう。

左半球言語野が障害された場合の復唱の代償機能については、単語レベルまでなら右半球でも可能だが個人差があり、文の復唱は右半球だけでは不可能なようである。文の復唱が可能であるためには、少なくとも左言語野の一部の機能は残存している必要がある。ただし、左言語野が完全に無傷である必要はなく、特に意味を伴わない復唱ならば一部損傷を受けたり、機能低下したりした左半球だけで可能かもしれない。あるいは両半球の協力で行っているかも

しれないが少なくとも左半球の関与は必要であろう。

　超皮質性運動失語や力動性失語の発話障害，超皮質性感覚失語の意味理解障害，混合型超皮質性失語における反響言語や補完現象などについては，その病態機序や神経基盤はまだまだ解明されたとはいいがたく，今後の重要なテーマであり，臨床的研究が進むことを期待したい。

文　献

1) 山鳥　重：神経心理学入門．医学書院，東京，1985．
2) WAB失語症検査（日本語版）作製委員会（代表：杉下守弘）：WAB失語症検査日本語版．医学書院，東京，1986．
3) Berndt, R.S., Basili, A., Caramazza, A.：Dissociation of functions in a case of transcortical sensory aphasia. Cognitive Neuropsychology, 4：79-107, 1987.
4) Martin, N., Saffran, M.：Repetition and verbal STM in transcortical sensory aphasia：a case study. Brain Lang, 39：254-288, 1990.
5) Benson, D.F.：Aphasia, alexia, and agraphia. Chuechill Livingstone, New York, 1979.
6) Goodglass, H.：Understanding aphasia. Academic Press, San Diego, 1993.
7) Geschwind, N., Fred, A., Quadfasel, A., et al.：Isolation of the speech area. Neuropsychologia, 6：327-340, 1968.
8) Brown, J.W.：The program of repetition：a study of "conduction" aphasia and the "isolation" syndrome. Cortex, 11：37-52, 1975.
9) Geschwind, N.：Specialization of the human brain.（山河　宏，訳：脳と精神活動．別冊サイエンス，脳を探る．日経サイエンス，東京，pp.160-171, 1982．）
10) Benson, D.F., Ardlila, A.：Aphasia, A clinical perspective. Academic Press, New York, 1996.
11) Davis, L., Foldi, N.S., Gardner, H., et al.：repetition in transcortical aphasia. Brain Lang, 6：226-238, 1978.
12) Coslett, H.B., Roeltgen, D.P., Rothi, L.G., et al.：Transcortical sensory aphasia：evidence for subtypes. Brain Lang, 32：362-

378, 1987.
13) Ellis, A.W., Young, A.W. : Human Cognitive Neuropsychology, Lauence Erlbaum, Hove, p.145, 1988.
14) Berthier, M.L., Starkstein, S.E., Leiguarda, R., et al. : Transcortical aphasia: Importance of the nonspeech dominant hemisphere in language repetition. Brain, 114 : 1409-1427, 1991.
15) Berthier, M.L. : Unexpected brain-language relationships in aphasia : Evidence from transcortical sensory aphasia with frontal lesions. Aphasiology, 15 : 99-130, 2001.
16) Berthier, M. : Transcortical Aphasia. Psychology Press, Hove, UK, 1999.
17) Kertesz, A., Sheppard, A. : The epidemiology of aphasic and cognitive impairment in stroke ; age, sex, aphasic type and laterality differences. Brain, 104 : 117-128, 1981.
18) Eslinger, P.J., Damasio, A.R. : Age and type of aphasia in patiens with stroke. J neurol Neurosurg Psychiatry, 44 : 377-381, 1981.
19) Perderson, P.M., Vinter, K., Olsen, T.S. : Aphasia after stroke : type, severity and prognosis. The Copenhagen aphasia study. Cerebrovasc Dis, 17 : 36-43, 2004.
20) Yang, Z.H., Zhao, X.Q., Wang, C.X., et al. : Neuroanatomic correlation of post-stroke aphasias studied with imaging. Neurol Res, 30 : 356-360, 2008.
21) Kang, E.K., Sohn, H.M., Han, M.K., et al. : Severity of post-stroke aphasia according to aphasia type and lesion location in Koreans. J Korean Med Sci, 25 : 123-127, 2010.
22) Hoffmann, M., Chen, R. : The spectrum of aphasia subtypes and etiology in subacute stroke. J Stroke Cerbrovasc Dis, 22 : 1385-1392, 2013.
23) Bogousslavsky, J., Regli, F., Assal, G. : Acute transcortical mixed aphasia. a carotid occlusion syndrome with pial and watershed infarcts. Brain, 111 : 631-641, 1988.
24) Mendez, M.F. : Prominent echolalia from isolation of the speech area. Journal of Neuropsychiatry and Clinical Neuroscience, 14 : 356-357, 2002.
25) Cauquil-Michon, C., Flamand-Roze, C., Denier, C. : Borderzone

strokes and transcortical aphasia. Curr Neurol Neurosci Rep, 11：570-577, 2011.
26) Joiniambert, C., Saliou, G., Flamand-Roze, C., et al.：Cortical boder-zone infarcts：clinical features, causes, and outcome. J Neurol Neurosur psychiatry, 63：771-775, 2012.
27) 松田　実：アルツハイマー型認知症の言語症状の多様性．高次脳機能研究, 35：312-324, 2015.
28) Brun, A., Englund, E.：Regional pattern of degeneration in Alzheimer's disease：neuronal loss and histopathological grading. Histpathology, 5：549-564, 1981.
29) Whitewell, J.L., Josephs, K.A., Murray, M.E.：MRI correlates of neurofibrally tangle pathology at autopsy. A voxel-based morphometry study. Neurology, 71：743-749, 2008.
30) 大槻美佳：進行性非流暢性失語の症候と経過．高次脳機能研究, 35：297-303, 2015.
31) Robinson, G., Shallice, T., Cippolotti, L.：Dynamic aphasia in progressive supranuclear palsy：a deficit in generating a fluent sequence of novel thought. Neuropsychologia, 44：1344-1360, 2006.
32) 北條　敬：超皮質性失語．脳血管障害と神経心理学（平山恵三, 田川皓一, 編）．医学書院, 東京, pp.131-135, 2013.
33) Ardila, A., Lopez, M.V.：Transcortical motor aphasia：one or two aphasias?　Brain Lang, 23：350-353, 1984.
34) Klem, M., Melby-Lervag, M., Hagtvet, B., et al.：Sentence repetition is a measure of children's language skills rather than working memory limitations. Dev Sci, 18：146-154, 2015.
35) Selnes, O.A., Knopman, D.S., Niccum, N., et al.：The critical role of Wernicke's area in sentence repetition. Ann Neurol, 17：549-557, 1985.
36) Baldo, J.V., Katseff, S., Dronkers, N.F.：Brain regions underlying repetition and auditory-verbal short-term memory deficits in aphasia：evidence from voxel-based lesion symptom mapping. Aphasiology, 26：338-354, 2012.
37) 大槻美佳：失語症の定義とタイプ分類，言語野の神経学．神経内科, 68（Suppl 5）：155-165, 166-173, 2008.
38) 松田　実：非流暢性発話の症候学．高次脳機能研究, 27：139-

147, 2007.
39) Catani, M., Mesulam, M.M., Jakobsen, E., et al. : A novel frontal pathway underlies verbal fluency in primary progressive aphasia. Brain, 136 : 2619-2628, 2013.
40) Dronkers, N.F., Wilkins, D.P., Van Valin, Jr R., et al. : Lesion analysis of the brain areas involved in language comprehension. Cognition, 92 : 145-177, 2004.
41) 松田　実, 生天目英比古, 中村和雄, ほか : 左側頭葉損傷により一般的知識の障害を呈した2症例. 神経心理学, 13 : 232-241, 1997.
42) 田辺敬貴, 池田　学, 中川賀嗣, ほか : 語義失語と意味記憶障害. 失語症研究, 12 : 153-167, 1992.
43) 西尾慶之, 森　悦朗 : Semantic dementia―多様式的な概念知識の障害. Brain and Nerve, 61 : 1236-1251, 2009.
44) Kertesz, A., Sheppard, A., MacKenzie, R. : Localization in transcortical sensory aphasia. Archives of Neurology, 39 : 475-478, 1982.
45) Goldstein, K. : Language and language disturbances. Gurne & Stratton, New York, 1948.
46) Rapcsak, S.Z., Krupp, L.B., Rubens, A.B., et al. : Mixed transcortical aphasia without anatomic isolation of the speech area. Stroke, 21 : 953-956, 1990.
47) 濱中淑彦 : 臨床神経精神医学―意識・知能・記憶の病理. 医学書院, 東京, pp.274-275, 1986.
48) 波多野和夫, 山岸　洋, 国立淳子, ほか : 「意図と自動症との戦い」(Sittig, 1928) ―反響言語のジャクソニズム的側面について―. 神経心理学, 3 : 234-243, 1987.
49) 波多野和夫, 坂田忠蔵, 田中　薫, ほか : 反響言語echolaliaについて. 精神医学, 29 : 967-973, 1987.
50) Saur, D., Lange, R., Baumgaertner, A., et al. : Dynamics of language reorganization after stroke. Brain, 123 : 1371-1384, 2006.
51) Raboyeau, G., De Boissezon, X., Marie, N., et al. : Right hemisphere activation in recovery from aphasia : lesion effect or function recruitment？ Neurology, 70 : 290-298, 2008.
52) Hickok, G., Okada, K., Barr, W., et al. : Bilateral capacity for

speech sound processing in auditory comprehension : evidence from Wada procedures. Brain Lang, 107 : 179-184, 2008.
53) Ohyama, M., Senda, M., Kimura, S., et al. : Role of the nondominant hemisphere and undamaged area during word repetition in post-stroke aphasics. A PET activation study. Stroke, 27 : 897-903, 1996.
54) Abo, N., Senoo, A., Watanabe, S., et al. : Language-related brain function during word repetition in post-stroke aphasics. Neuroreport, 15 : 1981-1894, 2004.
55) Stengel, E. : A clinical and psychological study of echo-reactions. J Ment Sci, 93 : 598-612, 1947.
56) Trojano, L., Fraggassi, N.A., Postiglione, A., et al. : Mixed transcortical aphasia. On relative sparing of phonological short-term store in a case. Neuropsychologia, 26 : 633-638, 1988.
57) Grossi, D., Trojano, L., Sollicelli, A., et al. : Mixed transcortical aphasia : clinical features and neuroanatomical correlates. A possible role of the right hemisphere. Eur Neurol, 31 : 204-211, 1991.
58) Pulvermüller, F., Schonle, P.W. : Behavioral and neuronal changes during treatment of mixed transcortical aphasia : a case study. Cognition, 48 : 139-161, 1993.
59) 浦野雅世, 穴水幸子, 三村 將 : 左半球広汎病変により混合型超皮質性失語を呈した1例. 神経心理学, 26 : 204-209, 2010.
60) Bando, M., Ugawa, Y., Sugishita, M. : Mechanism of repletion in transcrtical sensory aphasia. J Neurol Neurosurg Psychiatry, 49 : 200-202, 1986.
61) 岡沢 均, 坂東充秋, 杉下守弘, ほか : 中側頭回梗塞による超皮質性感覚失語の1例. 臨床神経, 27 : 1298-1287, 1987.

一世一代の代演─あとがきに代えて

武蔵野大学大学院人間社会研究科,市川高次脳機能障害相談室　小嶋　知幸

　本書は，日本高次脳機能障害学会主催第37回学術総会サテライトセミナー（2013年島根）の内容がもとになっている。

　本学会では，サテライトセミナー（学術総会翌日）と，夏期教育研修講座（7月）を毎年開催している。そして，この2つの行事の実行部隊である教育・研修委員会において，昨年まで委員長の労をおとり下さっていたのが故大東祥孝先生である。

　私は，2003年に，第27回学術総会の単独企画として開催された最初のサテライトセミナーのマネージメントをさせていただいたことがご縁となって，その後毎年開催となったサテライトセミナーと夏期教育研修講座の企画・運営を，大東先生の下でお手伝いをさせていただく光栄に恵まれた。

　言語聴覚士を目指して専門学校に在籍していた頃（今から約30年前）から，書籍や論文でご尊名を拝するばかりであった大東先生のお近くに身を置けることは至福であった。直接会話を交わさせていただけるチャンスは決して多いとは言えなかったが，それでも10年以上毎年お目にかからせていただけたので，その1コマ1コマは宝のような思い出となって蓄積されている。特に3日がかりで行われる夏期教育研修講座では，1日目の夜に大東先生を囲んで他の講師の先生方と食事をご一緒させていただくチャンスにも恵まれ，そのような席で，リラックスした大東先生の懇談を拝聴できることも，本当に光栄なことであった。「言語」「主体」「ヴィトゲンシュタイン」といった難解なキーワードと，「中島みゆき」が，大東先生の中ではまったく自然且つ同等な重要度で同居（並列）しているということを知った時は，本当に新鮮な感動を覚えた。

　振り返ってみると，この10余年の間には様々なことがあった。大東先生には，ご尊父がご危篤という状況の中，夏期講座初日にお越しくださったものの，最終日にはご自身のご講義を他の先生に託されてお戻りになるということもあった。私ごとで恐縮だが，母を送った翌週が夏期講座であったという年もあった。

また，大東先生ご自身がご体調を崩され，手術を受けられたことがあったが，その後の経過は順調であり，その年の夏期講座の懇親会では，お気に入りのワインのボトルを抱えて相好を崩していらっしゃったことが今でもはっきりと脳裏に焼き付いている。

　まだまだ大東先生にお仕えしつつ，失語症・神経心理学について学ばせていただきたいと思っていた折も折，2013年に先生のご体調が再び芳しくなくなったという知らせを受けた。それは，私がもっとも恐れていたことの1つであった。それでも，その年のサテライトセミナーでのご講演については，予定通りご登壇なさる意志でいらっしゃったと聞く。しかし，それは叶わなかった。

　当日が約2週間後に迫ったある日，私は，学会事務局を通じて，大東先生の代演を依頼された。とっさに，謹んでご辞退申し上げる局面だと感じた。大東祥孝先生というお名前は，日本の神経心理学の源流の一翼であり，仰ぎ見るほどに高い峰である。一言語聴覚士である私にとって，大東先生の博覧強記にして深遠なる考察に裏打ちされたご講演の代演というのは，あまりに荷が勝ちすぎている…

　ただ，その一方で，ここで大東先生のお役に立たなくていいのか，という思いも胸にひっかかった。その頃，たまたま私は，失語症の歴史を辿る書籍の準備中であった（「失語症の源流を訪ねて」2014年，金原出版）。その中で，今回のテーマである「超皮質性失語」についても触れるべく，多少の勉強はしていた。ふとそのことを思いだし，逡巡を重ねた結果，自分にとって一世一代の代演をお受けすることにした。

　代演を準備するにあたって，まず，事前にいただいた大東先生ご自身のスライドを1枚1枚穴のあくほど眺め，このスライドで大東先生はどのようなことをお話しなさるおつもりだろうかということを考えに考えた。しかし私が大東先生になれるはずもなく，そんなことをしても徒労に終わるだけだと気づくのにそれほどの時間は必要なかった。結局，「超皮質性失語」について，これまで自分が患者さんを通じて学んできたことを虚心坦懐に述べることにした。ただ1つだけ，ここ数年大東先生が必ずご講演の最後に映し出していらっしゃっていた中島みゆきのポートレートのスライドは，代演当日も絶対に使わせていただこうと決めた。

後日，学会事務局の方が，大東先生にサテライトセミナーが無事に済んだことをご報告なさるついでに，「小嶋が中島みゆきのスライドを使っていた」ことも伝えて下さった．笑っていらっしゃったとのことである．

　因みに，拙著「失語症の源流を訪ねて」が刷り上がった時，先生がお亡くなりになる数日前になっていた．速達でご送付申し上げはしたが，恐らく手に取ってはいただけなかったことと思う．

　本書の第Ⅰ章「超皮質性失語―歴史と今日的意義」は，その時の代演をもとに執筆したものである．骨子は大東先生がお作りになったものではあるが，その内容に瑕疵があるとすれば，非はすべて私にある．

　共著者になっていただくにあたって事前のご承諾を得ることができなかったが，ワインボトルを抱えて，笑ってお許し下さることを願ってやまない．

● 索　引 ●

■英文索引

A
Action disorganization syndrome ····· 102
Alzheimer病 ····························· 43, 227
　　―の病理変化 ···························· 227

B
Benson ·· 16
Berthier ································· 225, 245
Broca ·· 4, 123
Broca領域失語 ······························· 137

C
completion phenomenon ················ 190

D
decoding ······································· 173
diaschisis ·· 79

E
echolalia ······································· 186
encoding ······································· 173
Extrasylvian Aphasic Syndromes
　································· 16, 223

F
fMRI ·· 142
Freud ··· 13
frontal aslant tract ························· 230
frontal transcortical sensory aphasia
　（fTCSA）···································· 130

G
Gall ··· 4
Geschwind ······························ 15, 222
Goldstein ······································· 14

I
idiom ··· 195
"isolation" of speech area ················· 15

J
Jackson ·· 13

L
Legitimate Alternative Reading of
　Components（LARC）error ·········· 98
lexical decision ····························· 156
Lichtheim ······························ 3, 6, 74
　―の家 ······································ 6, 8
logopenic progressive aphasia ········ 228
Luria ·· 205

M
metaphor ······································ 195
Meynert ··· 14

P
Perisylvian Aphasic Syndromes ······· 16

post-accessの障害 … 153, 154, 156, 164
posterior transcortical sensory aphasia (pTCSA) …………………………… 134
pre-accessの障害 ………… 153, 154, 156
Pyramids and Palm Trees Test (PPT) ………………………………… 40, 176

S

semantic aphasia (SA) …………… 36, 40
semantic dementia (SD) ………………………… 40, 52, 88, 174, 228
Sophia Analysis of Language in Aphasia (SALA) 失語症検査 …………… 87
Standard Language Test of Aphasia (SLTA) 6段階評価 …………… 112
syllalia ……………………………………… 191

T

tip of tongue (TOP) 現象 ………… 53

W

Wernicke …………………………………… 3, 4
Wernicke-Lichtheimの失語図式 …… 35

■ 和文索引

あ

アミタールテスト ………………… 75, 246

い

一貫語 ………………………………………… 98
意味 …………………………………… 171, 173
意味エントリ ……………………………… 174
意味記憶 …………………………………… 230
　―障害 ……………………………… 173, 230
意味性認知症 (semantic dementia：SD) ………………………… 40, 52, 88, 174, 228
意味性保続 …………………………………… 94
意味ルート ………………………………… 108
意味論的カテゴリー ……………………… 86

お

音韻機能 ……………………………………… 79
音韻系 (phonemic) ……………………… 131
音韻処理障害 ……………………………… 127
音韻性錯語 ………………………………… 127
音響ルート ………………………………… 108

か

外シルヴィウス裂言語領域 …………… 223
外シルヴィウス裂領域失語症候群 …… 223
概念中枢 …………………………………… 7, 8
カテゴリー特異性 ………………………… 53
カテゴリー特異的呼称障害 ……………… 95
喚語 ………………………………………… 127

き

記号 ………………………………………… 173
　―形式 …………………………………… 174
記号素性錯語 ………………………………… 94
規則化錯読 ………………………………… 98
境界領域失語症候群 …………………… 223
競合する言語反応間の選択障害 …… 209

く

具象性 ……………………………………… 89
句の線形図式 ………………… 28, 205, 208
訓練 ……………………………………… 107

け

限局カテゴリー図版 …………………… 135
言語情報処理モデル …………………… 107
言語性planningの障害 ………………… 209
言語性短期記憶 ………………………… 131
言語把持力 ……………………………… 131
言語反射弓 ………………………………… 5
言語野孤立仮説 ………………………… 238
言語野孤立症候群 ………………… 75, 222
健忘失語 ………………………………… 51
　――の二方向性失名辞
　（two way anomia） …………………… 67

こ

語彙性判断 ……… 156, 157, 159, 160, 162
　――課題 ……………………………… 86
構音系（phonetic） …………………… 130
構文解析能力 …………………………… 89
構文検査 ………………………………… 143
構文文法 ………………………………… 195
後方領域損傷による超皮質性感覚失語
　……………………………………… 134
語音弁別障害 …………………………… 127
語音聾（word-sound deafness） ……… 156
語義失語 ……… 37, 50, 117, 171, 174, 228
語義理解障害 ……………………… 86, 171
語義聾（word-meaning deafness）
　………………………………… 36, 87, 156

語形聾（word-form deafness） …… 87, 156
語想起 …………………………………… 127
骨相学 ……………………………………… 4
古典型超皮質性運動失語 ……………… 206
古典的失語症分類 ……………………… 128
古典的連合理論 ………………………… 222
語頭音効果 ……………………………… 53
語の産生 ………………………………… 28
語列挙 …………………………………… 22
混合型超皮質性失語 ……………… 73, 231

し

視覚性呼称能力 ………………………… 23
思考障害 ………………………………… 208
指示課題 ………………………………… 134
失構音 …………………………………… 127
失語型の分類 …………………………… 129
失語症語彙検査 ………………………… 87
失語症構文検査 ………………………… 89
失語症古典分類 ………………………… 12
（失語症）症候群 ……………………… 127
失語なき失語 …………………………… 220
視点 ……………………………………… 144
自発話の低下 …………………………… 138
熟字訓 ……………………………… 58, 99
小運動失語 ……………………………… 137
叙述能力 ………………………………… 205
初頭効果 ………………………………… 97
人格変化 ………………………………… 62
新近効果 ………………………………… 97
神経進化論 ……………………………… 14
進行性非流暢性失語 …………………… 228

新古典主義 …………………………… 15
心像性 ………………………………… 88
新造文字 ……………………………… 100
親密度 …………………………… 55, 88

せ

精神反射弓 …………………………… 3, 5
全体論 ………………………………… 13
前頭葉側頭葉変性症 ………………… 44
前頭葉損傷による超皮質性感覚失語，
　前頭葉性超皮質性感覚失語 ……… 130
前頭葉内側面 ………………………… 23
前頭葉背外側面 ……………………… 23
前補足運動野 ………………………… 230

そ

側性化 ………………………………… 79

た

大脳局在論 …………………………… 4
単語指示課題 ………………………… 134

ち

抽象化能力 …………………………… 171
中心前回 ……………………………… 24
中心的言語領域 ……………………… 42
中前頭回 ……………………………… 23
聴覚的語彙性判断
　………… 157, 158, 159, 161, 165, 166
超皮質性運動失語
　…………………………… 21, 108, 137
超皮質性感覚失語
　………………… 35, 51, 113, 130, 171

超皮質性失語
　―の神経基盤 ……………………… 219
　―の定義 …………………………… 220
　―の病態機序 ……………………… 219
　―の頻度 …………………………… 226

つ

通常の表記形態 ………………… 160, 167

て

典型 …………………………………… 98
電文体 ………………………………… 31

と

道具としての言語 …………………… 219
同時発話 ……………………………… 191
努力性発話 …………………………… 74

な

内頸動脈病変 ………………………… 238
内言（内的言語行為）………… 205, 207
内言語障害（道具性言語障害）…… 208
内交連性語聾 ………………………… 9
内交連性失語 ………………………… 8

に

二方向性健忘失語 …………………… 174
二方向性障害を有する超皮質性感覚失語
　……………………………………… 174
認知神経心理学 ……………………… 224
　―的モデル ………………… 107, 224
　―的研究 …………………………… 223

の

脳血管障害 …………………… 226

は

発語失行 …………………… 127
発動性欠乏 …………………… 26
発話開始困難 ………………… 111
発話衝動 ……………………… 23
発話発動性 …………………… 74
反響言語 ……… 39, 74, 85, 93, 186, 241
反響行為 …………………… 241
反響反復言語 ……………… 232
範疇的態度の障害 …………… 67
反問性の反響語 ……………… 53

ひ

非意味的語彙ルート ………… 108
非語彙的音韻ルート ………… 108
非単語 ……… 153, 154, 157, 158, 159, 161,
　　　163, 164, 166, 167
表層失読 ……………… 41, 59, 65
表層失書 ……………………… 99
病巣部位 …………………… 128
非流暢 ……………………… 126
頻度 ………………………… 88

ふ

復唱 ………………… 37, 75, 107
　―の解剖学的経路 …………… 222
　―の神経基盤 …………… 228
　―の保存 ………………… 219
　―の右半球代償仮説 ……… 242
プロソディ障害 ……………… 24

文構成能力 …………………… 25
分水嶺梗塞 ………………… 226
分水嶺領域 …………………… 85
文法性判断課題 ……………… 89

へ

変性疾患 …………………… 85

ほ

傍シルヴィウス裂言語領域 …… 223
傍シルヴィウス裂領域失語症候群 … 222
補完現象 ………… 56, 77, 93, 190, 241
ボストン学派 ………………… 16

ま

マッピング …………………… 90

み

右半球 ……………………… 75
　―の復唱機能 …………… 243

も

文字表記妥当性 ……………… 90

よ

要素的症状 ………………… 125

ら

ランダムカテゴリー図版 …… 135

り

理解障害 …………………… 127
理解を伴わない復唱 ………… 240
力動性失語 ……… 26, 206, 228

| 流暢 | 126 |
| 　一性 | 93 |

る

| 類音的錯書 | 59, 100 |
| 類音的錯読 | 58 |

| 類義語判断課題 | 87 |

れ

| 例外読み | 98 |

わ

| ワーキングメモリ | 142 |

● 内容紹介 ●

「超皮質性失語」をどう捉えるか？
―今改めて失語症の古典を考える―

本書は，2013年11月に松江で開催された日本高次脳機能障害学会サテライト・セミナーの講演を核とし，「超皮質性失語」の歴史と今日的意義を改めて立ち返るべく編纂されたものである。
全5章からなり，いずれも失語症研究の第一人者である著者が，「超皮質性失語」の病態機序や各臨床型の特徴について熱く論じている。
「Broca領域失語」「word meaning deafness」「反響言語」「力動性失語」など，関心の高いトピックスについても詳細に解説。
「超皮質性失語」に対する理解が深まる必携書。

© 2016　　　　　　　　　　　　　　第1版発行　2016年1月5日

超皮質性失語

（定価はカバーに表示してあります）

検印省略

一般社団法人 日本高次脳機能障害学会
教育・研修委員会 編

発行者　　　林　　峰子
発行所　　株式会社 新興医学出版社
〒113-0033 東京都文京区本郷6丁目26番8号
電話 03（3816）2853　　FAX 03（3816）2895

印刷　株式会社 藤美社　　ISBN 978-4-88002-860-6　　郵便振替　00120-8-191625

・本書の複製権・上映権・譲渡権・公衆送信権（送信可能化権を含む）は株式会社新興医学出版社が保有します。
・本書を無断で複製する行為（コピー、スキャン、デジタルデータ化など）は、著作権法上での限られた例外（「私的使用のための複製」など）を除き禁じられています。研究活動、診療を含み業務上使用する目的で上記の行為を行うことは大学、病院、企業などにおける内部的な利用であっても、私的使用には該当せず、違法です。また、私的使用のためであっても、代行業者等の第三者に依頼して上記の行為を行うことは違法となります。
・JCOPY〈出版者著作権管理機構 委託出版物〉
本書の無断複製は著作権法上での例外を除き禁じられています。複製される場合は、そのつど事前に、出版者著作権管理機構（電話 03-3513-6969、FAX 03-3513-6979、e-mail：info@jcopy.or.jp）の許諾を得てください。